《实用临床药物治疗学》丛书

主任委员　吴永佩　金有豫
总主译　金有豫　韩英

国家卫生健康委医院管理研究所药事管理研究部　组织翻译

APPLIED THERAPEUTICS
The Clinical Use of Drugs

实用临床药物治疗学
骨关节疾病

第11版

主　　　编	Caroline S. Zeind　Michael G. Carvalho
分 册 主 译	伍沪生　毛　璐
分 册 译 者	（按姓氏笔画排序）
	满斯亮　颜淑敏
分册负责单位	北京积水潭医院

人民卫生出版社

图书在版编目（CIP）数据

实用临床药物治疗学. 骨关节疾病/（美）卡罗琳·S.扎因得（Caroline·S.Zeind）主编；伍沪生，毛璐主译. —北京：人民卫生出版社，2020

ISBN 978-7-117-29505-5

Ⅰ.①实… Ⅱ.①卡…②伍…③毛… Ⅲ.①关节疾病-药物疗法 Ⅳ.①R453

中国版本图书馆 CIP 数据核字（2020）第 006956 号

人卫智网	www.ipmph.com	医学教育、学术、考试、健康，购书智慧智能综合服务平台
人卫官网	www.pmph.com	人卫官方资讯发布平台

版权所有，侵权必究！

图字：01-2018-6491

实用临床药物治疗学 骨关节疾病

分册主译：伍沪生 毛 璐

出版发行：人民卫生出版社（中继线 010-59780011）

地 址：北京市朝阳区潘家园南里 19 号

邮 编：100021

E - mail：pmph @ pmph. com

购书热线：010-59787592 010-59787584 010-65264830

印 刷：北京顶佳世纪印刷有限公司

经 销：新华书店

开 本：889×1194 1/16 印张：6

字 数：245 千字

版 次：2020 年 3 月第 1 版 2020 年 3 月第 1 版第 1 次印刷

标准书号：ISBN 978-7-117-29505-5

定 价：50.00 元

打击盗版举报电话：010-59787491 E-mail：WQ @ pmph. com

质量问题联系电话：010-59787234 E-mail：zhiliang @ pmph. com

《实用临床药物治疗学》（第11版）译委会

主 任 委 员 吴永佩　金有豫

副主任委员 颜　青

总　主　译 金有豫　韩　英

副总主译 缪丽燕　吕迁洲　樊德厚　蒋学华

分册（篇）主译

第一篇　总论	蒋学华	杜晓冬
第二篇　心血管系统疾病	牟　燕	周聊生
第三篇　呼吸系统疾病	杨秀岭	蔡志刚
第四篇　消化系统疾病		韩　英
第五篇　肾脏疾病	缪丽燕	卢国元
第六篇　免疫失调	张雅敏	徐彦贵
第七篇　营养支持		吕迁洲
第八篇　皮肤疾病	鲁　严	孟　玲
第九篇　骨关节疾病	伍沪生	毛　璐
第十篇　妇女保健	赵　霞	张伶俐
第十一篇　内分泌系统疾病	梅　丹	邢小平
第十二篇　眼科疾病		王家伟
第十三篇　神经系统疾病	王长连	吴　钢
第十四篇　感染性疾病 夏培元	吕晓菊	杨　帆
第十五篇　精神疾病和物质滥用	姚贵忠	孙路路
第十六篇　肿瘤	杜　光	桂　玲
第十七篇　儿科疾病	徐　虹	李智平
第十八篇　老年疾病	封宇飞	胡　欣

《实用临床药物治疗学》为 *APPLIED THERA-PEUTICS：the Clinical Use of Drugs* 第 11 版的中译本。其第 8 版中译本曾以《临床药物治疗学》之名于 2007 年出版。

《实用临床药物治疗学》一书为临床药学的经典教材和参考书。其第 1 版由美国被誉为"药师对患者监护开拓者"（Pioneering the Pharmacists' Role in Patients Care）且 2010 年美国 Remington 荣誉奖获得者的著名药学家 Marry Anne Koda-Kimble 主编，于 1975 年作为教材面世，至今出版已 44 载，虽经多版修订，但始终未离其编写初衷：采用基于"案例"和"问题"进行教育的特点和方法，帮助学生掌握药物治疗学的基本知识；学生可从中学习到常见疾病的基本知识；培养学生解决问题的能力，以制定和实施合理的药物治疗方案；每个案例均融入各章的治疗关键概念和原则等。

为了表彰作者的贡献，其第 10 版书名首次被冠名为"*Koda-Kimble & Young's Applied Therapeutics*"，以资纪念。

本版与第 8 版相比，其参加编写和每篇负责人的著名药学院校专家分别增为 214 人和 26 人。

本书第 11 版的章节数经调整后共 18 篇 110 章。与第 8 版的 101 章相比，增改了 9 章。各章内容均有所更新，特别是具有本书特点的"案例"和"问题"的数量，分别增至约 900 例和 2 800 多题，个别案例竟多达 12 题，甚至 18 题，从病情到治疗，由繁到简，环环丝扣，最终解释得清清楚楚。原版全书正文总面数达 2 288 面，堪称与时俱进的经典巨著。

当前，我国正处于深化医疗改革的阶段，医疗、医保和医药联动的改革工作任务甚重。特别是在开展"以患者为中心"的药学监护（Pharmaceutical Care）工作方面，我国药师无论是在数量还是质量方面，都有相当大的差距，任重而道远。因此本书的翻译出版，定将为药师学习提高专业实践技能，促进药师在医改进展中的服务能力起到重要作用。

为此，简略地回顾一下药师的发展历史，可能有助于读者更深刻地体会本书的特点、意义和价值。

第二次世界大战后，欧美各国家制药工业迅速发展，新药大量开发应用于临床。随着药品品种和使用的增加，药物不良反应也频繁发生，不合理用药加重，药物的不合理使用导致药源性疾病的增加，患者用药风险增大。同时，人类面临的疾病负担严峻，慢性病及其他疾病的药物应用问题也愈加复杂，医疗费用迅速增加，促进合理用药成为共同关注的问题，因而要求医院药学部门工作的转型、药师观念与职责的转变，要求药师能参与临床药物治疗管理，要求高等医药院校培养应用型临床药学专业人才，这就导致药学教育的改革。美国于 1957 年首先提出高等医药院校设置 6 年制临床药学专业 Pharm D. 培养计划，培养临床型药学专业技术人才。至今美国 135 所高等医药院校的药学教育总规模 90% 以上为 Pharm D. 专业教育；规定 Pharm D. 专业学位是在医院和社会药店上岗药师的唯一资格。并在医院建立学员毕业后以提高临床用药实践能力为主的住院药师规范化培训制度。

在此背景下，美国加州旧金山大学药学院临床药学系主任、著名的药学家 Marry Anne Koda-Kimble 主编了本书的第 1 版，作为培养新型药师的教材于 1975 年问世。本书第 1 版前言中指出"正是药师——受过高级培训、成为药物治疗专家，掌握药物的最新知识及了解发展动态，为患者和医师提供咨询，在合理使用药物、防止药物不良反应等方面——将起到关键作用"。美国的一些药学院校在课程设置方面增加了相应的内容，使药师能够胜任

"以患者为中心"参与临床药物治疗管理的工作职责。其后 40 年来,药师的教育和实践任务随着医疗保健工作的发展,在"以患者为中心"的基础上,不断地向临床药学、实践规范化和系统管理方面进行改革和提高。其中比较突出的有 3 位美国学者 Robert J. Cipolle(药师和教育学家)、Linda M. Strand(药师和教育学家)和 Peter C. Morley(医学人类学家和教育学家),作为一个团队,通过调查、研究、试点、总结而提出"药学监护"(Pharmaceutical Care)的理念(philosophy)、实践和规范(practice),指南(guide)以至"药物治疗管理"(Medication Therapy Management,MTM)系统。4 位专家的"革命"性变革,提高了药师在医疗保健中的地位及对其重要性的认识,促进了药师专业作用的发挥。因此 Robert J. Cipolle、Linda M. Strand 两人和 Koda-Kimble 分别于 1997 年和 2010 年获得美国药师协会颁发的代表药学专业领域最高荣誉的 Remington 奖章,对他们在药学专业领域所作的巨大贡献予以肯定和鼓励。

迄今,世界各国的药学教育和药师的工作重点和作用,也都先后向这方面转变。在我国也正在加速药学教育改革和医院药师职责的转变。本版第 1 章"药物治疗管理和治疗评估"(Medication Therapy Management and Assessment of Therapy)的内容,很适合我国药师的现状和需要。

有鉴于此,我们组织了本书的翻译,以飨读者。

本书的翻译工作由金有豫教授和吴永佩教授牵头,韩英、缪丽燕、吕迁洲、樊德厚、蒋学华等教授出任总译校审阅工作。由 23 家三级医院和药学院校有丰富理论和实际经验的药学、医学专家教授及部分临床药师近 200 人分别承担了 18 篇共 110 章的翻译、校译和审译工作,我们对各篇章译校专家所付出的辛勤劳动深表感谢。由于专业知识、翻译水平与经验的不足,难免有疏漏或不当之处,恳请专家和读者提出宝贵意见。

译委会
2019 年 10 月

距第 1 版《实用临床药物治疗学》出版已经 40 多年了,这期间健康卫生的蓝图发生了巨大的变革。虽然科技的巨大进步改变了个体化医疗,但我们也意识到在日益复杂的医疗保健服务系统中所面临的重大挑战。我们比以往任何时候都更需要具有批判性思维和可以运用解决问题技能来改善患者预后的卫生专业技术人员。

大约 40 年后,这本教科书的基本原则——以患者为中心,以案例为基础的学习方法——仍然是卫生专业教育的基石。我们的编者们列出了约 900 个案例来帮助读者在特定的临床环境中综合应用治疗学原则。我们也给卫生专业学生和实践者提供了简要的有关临床医师批判性的思维、解决问题的技能评估和解决治疗问题的思维方式。卫生专业的学生和实践者通过初步了解临床医师评估和解决治疗问题的思维来提升自身批判性思维和解决问题的能力。

熟悉本书过去版本的读者会注意到本书的整体设计与第 10 版一致,每章开头都包含了核心原则部分,提供了本章最重要的概括性信息。每个核心原则都定位于每章将被详细讨论的特定案例,关键性的参考文献和网站在每章结尾列出,每章所有的参考文献都可在网上看到。

基于过去版本中提供的基于案例学习的良好基础,第 11 版做了一些改变,以满足全球卫生专业教育工作者和学生不断变化的教育需求。主编们和编者们将美国医学研究所(Institute of Medicine,IOM)的 5 个核心能力,即以患者为中心的监护能力、跨学科团队的协作能力、基于循证证据的实践能力、质量改进技术的应用能力和信息技术的应用能力作为在书中提出案例研究和问题的主要框架。

此外,2016 年药学教育认证委员会(the Accreditation Council for Pharmacy Education,ACPE)认证标准,药学教育促进中心(the Center for the Advancement of Pharmacy Education,CAPE)教育成果和北美药剂师执照考试(the North American Pharmacist Licensure Examination,NAPLEX)修订版的能力声明作为编写团队和编者们设计编撰第 11 版的指导方针。

本版的特点在于 200 多位经验丰富的临床医师做出了积极的贡献,每一章都经过修订和更新,以反映我们不断变化的药物知识以及这些知识在患者个体化治疗中的应用。几部分内容已经过广泛的重组,引入了新的章节来扩展重要主题,其中包括总论、免疫失调、类风湿性疾病、骨关节疾病、神经系统疾病、精神疾病和物质滥用及肿瘤部分。特别值得注意的是总论部分关于药物相互作用、药物基因组学和个体化用药及职业教育与实践的新章节。此外,还重新设计了 1 章,重点关注重症患者的监护,现在还补充了关于儿童危重症监护的章节。

鉴于将跨专业教育(interprofessional education,IPE)纳入教学、实践和临床环境的重要性,我们添加了一系列由本书各个部分编者们的代表编写的 IPE 案例研究。

由于我们正在计划下一个版本,因此我们欢迎您的反馈。作者从文献、现行标准、临床经验中提取信息,从而分享合理的、深思熟虑的治疗策略。然而,每个实践者都有责任去评估书中实际临床环境中某些观点的适用性,我们支持任何在此领域的发展。我们强烈要求学生和实践者在需要使用新的和不熟悉的药物时参考适当的信息来源。

原著致谢

我们十分感激那些致力于完成第 11 版《实用临床药物治疗学》的所有编者。我们感谢所有编者在平衡承担教育工作者、临床医师和研究人员众多责任的同时,不懈地提供最高质量的编写工作。我们感谢 26 位分册(篇)主编的出色工作,他们在本书的组织结构和章节的个性化编写中提供了必要的关键性的反馈意见,没有他们的奉献和支持,这个版本也是不可能出版的。另外,我们特别希望感谢那些已退休的主编们——Jean M. Nappi、Timothy J. Ives、Marcia L. Buck、Judith L. Beizer 和 Myrna Y. Munar,因为他们是第 11 版的指导力量。我们衷心感谢本书之前版本的编写团队,特别感谢 Brian K. Alldredge 博士和 B. Joseph Guglielmo 博士对第 11 版的指导和支持。我们还要感谢"Facts and Comparisons"允许我们使用他们的数据来构建本书的一些表格。

来自 Wolters Kluwer、Matt Hauber、Andrea Vosburgh 和 Annette Ferran 的团队应该得到特别的认可。他们非凡的耐心、对细节的关注和指导对于这个项目的成功至关重要。我们衷心感谢 Tara Slagle(项目管理)和 Samson Premkumar(制作)协助我们完成这个版本。最重要的是,我们要感谢我们的配偶和家人对我们的爱、理解和坚定的支持。他们无私地给予我们编写本书时所需要的一个个清晨、深夜、周末和假期。

与过去的版本一致,我们继续将我们的工作奉献给激励我们的学生以及教会了我们宝贵经验的患者。我们还将第 11 版献给那些临床医师和教育工作者,他们在应用基于团队的方法提供以患者为中心的监护服务方面发挥了先锋领袖和行为榜样作用。

Michael C. Angelini, PharmD, MA, BCPP
Associate Professor of Pharmacy Practice
School of Pharmacy–Boston
MCPHS University
Boston, Massachusetts

Judith L. Beizer, PharmD, CGP, FASCP
Clinical Professor
Department of Clinical Pharmacy Practice
College of Pharmacy & Allied Health Professions
St. John's University
Jamaica, New York

Marcia L. Buck, PharmD, FCCP, FPPAG
Professor
Department of Pediatrics
School of Medicine
Clinical Coordinator, Pediatrics
Department of Pharmacy
University of Virginia
Charlottesville, Virginia

Michael G. Carvalho, PharmD, BCPP
Assistant Dean of Interprofessional Education
Professor and Chair
Department of Pharmacy Practice
School of Pharmacy–Boston
MCPHS University
Boston, Massachusetts

Judy W. Cheng, PharmD, MPH, BCPS, FCCP
Professor of Pharmacy Practice
School of Pharmacy–Boston
MCPHS University
Boston, Massachusetts

R. Rebecca Couris, PhD, RPh
Professor of Nutrition Science and Pharmacy Practice
Department of Pharmacy Practice, School of Pharmacy–Boston
MCPHS University
Boston, Massachusetts

Steven Gabardi, PharmD, BCPS, FAST, FCCP
Abdominal Organ Transplant Clinical Specialist & Program Director
PGY-2 Organ Transplant Pharmacology Residency
Brigham and Women's Hospital
Departments of Transplant Surgery/Pharmacy/Renal Division
Assistant Professor of Medicine
Harvard Medical School
Boston, Massachusetts

Jennifer D. Goldman, BS, PharmD, CDE, BC-ADM, FCCP
Professor of Pharmacy Practice
School of Pharmacy–Boston
MCPHS University
Boston, Massachusetts

Christy S. Harris, PharmD, BCPS, BCOP
Associate Professor of Pharmacy Practice
School of Pharmacy–Boston
MCPHS University
Boston, Massachusetts

Timothy R. Hudd, PharmD, AE-C
Associate Professor of Pharmacy Practice
School of Pharmacy–Boston
MCPHS University
Boston, Massachusetts

Timothy J. Ives, PharmD, MPH, FCCP, BCPS
Professor
Eshelman School of Pharmacy
The University of North Carolina at Chapel Hill
Chapel Hill, North Carolina

Susan Jacobson, MS, EdD, RPh
Associate Professor of Pharmacy Practice
School of Pharmacy–Boston
MCPHS University
Boston, Massachusetts

Maria D. Kostka-Rokosz, PharmD
Assistant Dean of Academic Affairs
Professor of Pharmacy Practice
School of Pharmacy–Boston
MCPHS University
Boston, Massachusetts

Trisha LaPointe, PharmD, BCPS
Associate Professor of Pharmacy Practice
School of Pharmacy–Boston
MCPHS University
Boston, Massachusetts

Michele Matthews, PharmD, CPE, BCACP
Associate Professor of Pharmacy Practice
School of Pharmacy–Boston
MCPHS University
Boston, Massachusetts

Susan L. Mayhew, PharmD, BCNSP, FASHP
Professor and Dean
Appalachian College of Pharmacy
Oakwood, Virginia

William W. McCloskey, BA, BS, PharmD
Professor and Vice-Chair
Department of Pharmacy Practice
School of Pharmacy–Boston
MCPHS University
Boston, Massachusetts

Myrna Y. Munar, PharmD
Associate Professor
Department of Pharmacy Practice
College of Pharmacy
Oregon State University
Oregon Health and Science University
Portland, Oregon

Jean M. Nappi, PharmD, FCCP, BCPS AQ-Cardiology
Professor
Clinical Pharmacy and Outcome Sciences
South Carolina College of Pharmacy
Medical University of South Carolina
Charleston, South Carolina

Kamala Nola, PharmD, MS
Professor and Vice-Chair
Department of Pharmacy Practice
Lipscomb University College of Pharmacy
Nashville, Tennessee

Dorothea C. Rudorf, PharmD, MS
Professor of Pharmacy Practice
School of Pharmacy–Boston
MCPHS University
Boston, Massachusetts

Carrie A. Sincak, PharmD, BCPS, FASHP
Assistant Dean for Clinical Affairs and Professor
Department of Pharmacy Practice
Midwestern University Chicago College of Pharmacy
Downers Grove, Illinois

Timothy E. Welty, PharmD, FCCP
Professor
Department of Pharmacy Practice
University of Kansas School of Pharmacy
Lawrence, Kansas

G. Christopher Wood, PharmD, FCCP, FCCM, BCPS
Associate Professor of Clinical Pharmacy
University of Tennessee Health Science Center
College of Pharmacy
Memphis, Tennessee

Kathy Zaiken, PharmD
Professor of Pharmacy Practice
School of Pharmacy–Boston
MCPHS University
Boston, Massachusetts

Caroline S. Zeind, PharmD
Associate Provost for Academic and International Affairs
Chief Academic Officer
Worcester, Massachusetts and Manchester, New Hampshire Campuses
Professor of Pharmacy Practice
Academic Affairs
MCPHS University
Boston, Massachusetts

分册主编

Steven R. Abel, PharmD, FASHP
Professor of Pharmacy Practice
Associate Provost for Engagement
Purdue University
West Lafayette, Indiana

Jessica L. Adams, PharmD, BCPS, AAHIVP
Assistant Professor of Clinical Pharmacy
HIV and Infectious Diseases Specialist
Department of Pharmacy Practice and Pharmacy Administration
Philadelphia College of Pharmacy
University of the Sciences
Philadelphia, Pennsylvania

Brian K. Alldredge, PharmD
Professor and Vice Provost
University of California–San Francisco
San Francisco, California

Mary G. Amato, PharmD, MPH, BCPS
Professor of Pharmacy Practice
School of Pharmacy–Boston
MCPHS University
Boston, Massachusetts

Jaime E. Anderson, PharmD, BCOP
Oncology Clinical Pharmacy Specialist
MD Anderson Medical Center
University of Texas
Houston, Texas

Michael C. Angelini, PharmD, MA, BCPP
Associate Professor of Pharmacy Practice
School of Pharmacy–Boston
MCPHS University
Boston, Massachusetts

Albert T. Bach, PharmD
Assistant Professor of Pharmacy Practice
School of Pharmacy
Chapman University
Irvine, California

Jennifer H. Baggs, PharmD, BCPS, BCNSP
Clinical Assistant Professor
University of Arizona
Tucson, Arizona

David T. Bearden, PharmD
Clinical Professor and Chair
Department of Pharmacy Practice
Clinical Assistant Director

Department of Pharmacy Services
College of Pharmacy
Oregon State University
Oregon Health and Science University
Portland, Oregon

Sandra Benavides, PharmD, FCCP, FPPAG
Professor
Assistant Dean for Programmatic Assessment and Accreditation
Interim Chair
Department of Clinical and Administrative Sciences
Larkin Health Sciences Institute College of Pharmacy

Paul M. Beringer, PharmD, FASHP, FCCP
Associate Professor
Department of Clinical Pharmacy
University of Southern California
Los Angeles, California

Snehal H. Bhatt, PharmD, BCPS
Associate Professor of Pharmacy Practice
School of Pharmacy–Boston
MCPHS University
Clinical Pharmacist
Beth Israel Deaconess Medical Center
Boston, Massachusetts

Jeff F. Binkley, PharmD, BCNSP, FASHP
Administrative Director of Pharmacy
Maury Regional Medical Center and Affiliates
Columbia, Tennessee

Marlo Blazer, PharmD, BCOP
Assistant Director
Xcenda, an AmerisourceBergen Company
Columbus, Ohio

KarenBeth H. Bohan, PharmD, BCPS
Professor and Founding Chair
Department of Pharmacy Practice
School of Pharmacy and Pharmaceutical Sciences
Binghamton University
Binghamton, New York

Suzanne G. Bollmeier, PharmD, BCPS, AE-C
Professor of Pharmacy Practice
School of Pharmacy–Boston
St. Louis College of Pharmacy
St. Louis, Missouri

Laura M. Borgelt, PharmD, BCPS
Associate Dean of Administration and Operations
Professor
Departments of Clinical Pharmacy and Family Medicine
University of Colorado Anschutz Medical Campus
Skaggs School of Pharmacy
Aurora, Colorado

Jolene R. Bostwick, PharmD, BCPS, BCPP
Clinical Associate Professor
Department of Clinical, Social, and Administrative Sciences
University of Michigan College of Pharmacy
Ann Arbor, Michigan

Nicole J. Brandt, PharmD, MBA, CGP, BCPP, FASCP
Executive Director
Peter Lamy Center on Drug Therapy and Aging
Professor
University of Maryland School of Pharmacy
Baltimore, Maryland

Marcia L. Buck, PharmD, FCCP, FPPAG
Professor
Department of Pediatrics
School of Medicine
Clinical Coordinator, Pediatrics
Department of Pharmacy
University of Virginia
Charlottesville, Virginia

Deanna Buehrle, PharmD
Infectious Diseases Clinical Specialist
University of Pittsburgh Medical Center Presbyterian
Pittsburgh, Pennsylvania

Sara K. Butler, PharmD, BCPS, BOCP
Clinical Pharmacy Specialist, Medical Oncology
Barnes-Jewish Hospital
Saint Louis, Missouri

Beth Buyea, MHS, PA-C
Assistant Professor
Tufts University, School of Medicine
Boston, Massachusetts

Charles F. Caley, PharmD, BCCP
Clinical Professor
School of Pharmacy
University of Connecticut
Storrs, Connecticut

Joseph Todd Carter, PharmD
Assistant Professor of Pharmacy Practice
Appalachian College of Pharmacy
Oakwood, Virginia
Primary Care Centers of Eastern Kentucky
Hazard, Kentucky

Michael G. Carvalho, PharmD, BCPP
Assistant Dean of Interprofessional Education
Professor and Chair
Department of Pharmacy Practice
School of Pharmacy–Boston
MCPHS University
Boston, Massachusetts

Jamie J. Cavanaugh, PharmD, CPP, BCPS
Assistant Professor of Clinical Education, Pharmacy
Assistant Professor of Medicine
University of North Carolina at Chapel Hill
Chapel Hill, North Carolina

Michelle L. Ceresia, PharmD, FACVP
Associate Professor of Pharmacy Practice
School of Pharmacy–Boston
MCPHS University
Boston, Massachusetts
Adjunct Associate Professor
Department of Clinical Sciences
Cummings Veterinary School of Medicine at Tufts University
North Grafton, Massachusetts

Laura Chadwick, PharmD
Clinical Specialist in Pharmacogenomics
Boston Children's Hospital
Boston, Massachusetts

Michelle L. Chan, PharmD, BCPS
Clinical Pharmacy Specialist
Infectious Diseases
Methodist Hospital of Southern California
Arcadia, California

Lin H. Chen, MD, FACP, FASTMH
Associate Professor of Medicine
Harvard Medical School
Boston, Massachusetts
Director of the Travel Medicine Center
Mount Auburn Hospital
Cambridge, Massachusetts

Steven W. Chen, PharmD, FASHP, FNAP
Associate Professor and Chair
Titus Family Department of Clinical Pharmacy
William A. Heeres and Josephine A. Heeres Endowed Chair in Community Pharmacy
University of Southern California School of Pharmacy
Los Angeles, California

Judy W. Cheng, PharmD, MPH, BCPS, FCCP
Professor of Pharmacy Practice
School of Pharmacy–Boston
MCPHS University
Boston, Massachusetts

Michael F. Chicella, PharmD, FPPAG
Pharmacy Clinical Manager
Children's Hospital of The King's Daughters
Norfolk, Virginia

Jennifer W. Chow, PharmD
Director of Professional Development and Education
Pediatric Pharmacy Advocacy Group
Memphis, Tennessee

Cary R. Chrisman, PharmD
Assistant Professor
Department of Clinical Pharmacy
University of Tennessee College of Pharmacy
Clinical Pharmacist, Department of Pharmacy
Methodist Medical Center
Memphis and Oak Ridge, Tennessee

Edith Claros, PhD, MSN, RN, APHN-BC
Assistant Dean and Associate Professor
School of Nursing
MCPHS University
Worcester, Massachusetts

John D. Cleary, PharmD, FCCP, BCPS
Director of Pharmacy
St. Dominic-Jackson Memorial Hospital
Schools of Medicine and Pharmacy
University of Mississippi Medical Center
Jackson, Mississippi

Michelle Condren, PharmD, BCPPS, AE-C, CDE, FPPAG
Professor and Department Chair
University of Oklahoma College of Pharmacy
University of Oklahoma School of Community Medicine
Tulsa, Oklahoma

Amanda H. Corbett, PharmD, BCPS, FCCP
Clinical Associate Professor
Eshelman School of Pharmacy and School of Medicine
Global Pharmacology Coordinator
Institute for Global Health and Infectious Diseases
University of North Carolina
Chapel Hill, North Carolina

Mackenzie L. Cottrell, PharmD, MS, BCPS, AAHIVP
Research Assistant Professor
UNC Eshelman School of Pharmacy
University of North Carolina at Chapel Hill
Chapel Hill, North Carolina

R. Rebecca Couris, PhD, RPh
Professor of Nutrition Science and Pharmacy Practice
Department of Pharmacy Practice, School of Pharmacy–Boston
MCPHS University
Boston, Massachusetts

Steven J. Crosby, MA, BSP, RPh, FASCP
Assistant Professor of Pharmacy Practice
School of Pharmacy–Boston
MCPHS University
Boston, Massachusetts

Jason Cross, PharmD
Associate Professor Pharmacy Practice
School of Pharmacy–Worcester/Manchester
MCPHS University
Worcester, Massachusetts

Sandeep Devabhakthuni, PharmD, BCPS–AQ Cardiology
Assistant Professor of Cardiology/Critical Care
University of Maryland School of Pharmacy
Baltimore, Maryland

Andrea S. Dickens, PharmD, BCOP
Clinical Pharmacy Specialist
MD Anderson Cancer Center
University of Texas
Houston, Texas

Lisa M. DiGrazia, PharmD, BCPS, BCOP
Director, Medical Affairs
Amneal Biosciences Bridgewater, New Jersey

Suzanne Dinsmore, BSP, PharmD, CGP
Assistant Professor of Pharmacy Practice
School of Pharmacy–Boston
MCPHS University
Boston, Massachusetts

Betty J. Dong, PharmD, FASHP, FAPHA, FCCP, AAHIVP
Professor of Clinical Pharmacy and Family and Community Medicine
Department of Clinical Pharmacy
Schools of Pharmacy and Medicine
University of California, San Francisco
San Francisco, California

Richard H. Drew, PharmD, MS, FCCP
Professor and Vice-Chair of Research and Scholarship
Campbell University College of Pharmacy and Health Sciences
Buies Creek, North Carolina
Associate Professor of Medicine (Infectious Diseases)
Duke University School of Medicine
Durham, North Carolina

Robert L. Dufresne, PhD, PhD, BCPS, BCPP
INBRE Behavioral Science Coordinator and Professor
College of Pharmacy
University of Rhode Island
Kingston, Rhode Island
Psychiatric Pharmacotherapy Specialist
PGY-2 Psychiatric Pharmacy Residency Program Director
Providence VA Medical Center
Providence, Rhode Island

Kaelen C. Dunican, PharmD
Professor of Pharmacy Practice
School of Pharmacy–Worcester/Manchester
MCPHS University
Worcester, Massachusetts

Brianne L. Dunn, PharmD
Associate Dean for Outcomes Assessment & Accreditation
Clinical Associate Professor
Department of Clinical Pharmacy and Outcomes Sciences
University of South Carolina College of Pharmacy
Columbia, South Carolina

Robert E. Dupuis, PharmD, FCCP
Clinical Professor of Pharmacy
Eshelman School of Pharmacy
University of North Carolina at Chapel Hill
Chapel Hill, North Carolina

Cheryl R. Durand, PharmD
Associate Professor of Pharmacy Practice
School of Pharmacy–Worcester/Manchester
MCPHS University
Manchester, New Hampshire

Megan J. Ehret, PharmD, MS, BCPP
Behavior Health Clinical Pharmacy Specialist
United States Department of Defense
Fort Belvoir Community Hospital
Fort Belvoir, Virginia

Carol Eliadi, EdD, JD, NP-BC
Professor and Dean of Nursing
MCPHS University
School of Nursing–Worcester, Massachusetts and Manchester,
    New Hampshire Campuses

Shareen Y. El-Ibiary, PharmD, FCCP, BCPS
Professor of Pharmacy Practice
Department of Pharmacy Practice
Midwestern University College of Pharmacy–Glendale
Glendale, Arizona

Katie Dillinger Ellis, PharmD
Clinical Specialist
Neonatal/Infant Intensive Care
Department of Pharmacy
The Children's Hospital of Philadelphia
Philadelphia, Pennsylvania

Justin C. Ellison, PharmD, BCPP
Clinical Pharmacy Specialist–Mental Health
Providence Veterans Affairs Medical Center
Providence, Rhode Island

Rachel Elsey, PharmD, BCOP
Clinical Pharmacist
Avera Cancer Institute
South Dakota State University
Sioux Falls, South Dakota

Gregory A. Eschenauer, PharmD, BCPS (AQ-ID)
Clinical Assistant Professor
University of Michigan
Ann Arbor, Michigan

John Fanikos, MBA, RPh
Executive Director of Pharmacy
Brigham and Women's Hospital
Adjunct Associate Professor of Pharmacy Practice
MCPHS University
Department of Pharmacy Practice, School of Pharmacy–Boston
Boston, Massachusetts

Elizabeth Farrington, PharmD, FCCP, FCCM, FPPAG, BCPS
Pharmacist III–Pediatrics
Department of Pharmacy
New Hanover Regional Medical Center
Wilmington, North Carolina

Erika Felix-Getzik, PharmD
Associate Professor of Pharmacy Practice
School of Pharmacy–Boston
MCPHS University
Boston, Massachusetts

Jonathan D. Ference, PharmD
Assistant Dean of Assessment and Alumni Affairs
Associate Professor of Pharmacy Practice
Director of Pharmacy Care Labs
Nesbitt School of Pharmacy
Wilkes University
Wilkes-Barre, Pennsylvania

Kimberly Ference, PharmD
Associate Professor
Department of Pharmacy Practice
Nesbitt College of Pharmacy and Nursing

Wilkes University
Wilkes-Barre, Pennsylvania

Victoria F. Ferraresi, PharmD, FASHP, FCSHP
Director of Pharmacy Services
Pathways Home Health and Hospice
Sunnyvale, California

Joseph W. Ferullo, PharmD
Associate Professor of Pharmacy Practice
School of Pharmacy–Boston
MCPHS University
Boston, Massachusetts

Christopher K. Finch, PharmD, BCPS, FCCM, FCCP
Director of Pharmacy
Methodist University Hospital
Associate Professor
College of Pharmacy
University of Tennessee
Memphis, Tennessee

Douglas N. Fish, PharmD, BCPS–AQ ID
Professor and Chair
Department of Clinical Pharmacy
Skaggs School of Pharmacy and Pharmaceutical Science
University of Colorado
Clinical Specialist in Critical Care/Infectious Diseases
University of Colorado Hospital
Aurora, Colorado

Jeffrey J. Fong, PharmD, BCPS
Associate Professor of Pharmacy Practice
School of Pharmacy–Worcester/Manchester
MCPHS University
Worcester, Massachusetts

Andrea S. Franks, PharmD, BCPS
Associate Professor, Clinical Pharmacy and Family Medicine
College of Pharmacy and Graduate School Medicine
University of Tennessee Health Science Center
Knoxville, Tennessee

Kristen N. Gardner, PharmD
Clinical Pharmacy Specialist–Behavioral Health
Highline Behavioral Clinic
Kaiser Permanente Colorado
Denver, Colorado

Virginia L. Ghafoor, PharmD
Pharmacy Specialist–Pain Management
University of Minnesota Medical Center
Minneapolis, Minnesota

Brooke Gildon, PharmD, BCPPS, BCPS, AE-C
Associate Professor of Pharmacy Practice
Southwestern Oklahoma State University College of Pharmacy
Weatherford, Oklahoma

Ashley Glode, PharmD, BCOP
Assistant Professor
Department of Clinical Pharmacy
Skaggs School of Pharmacy and Pharmaceutical Sciences
University of Colorado Anschutz Medical Campus
Aurora, Colorado

Jeffery A. Goad, PharmD, MPH, FAPhA, PCPhA, FCSHP
Professor and Chair
Department of Pharmacy Practice
School of Pharmacy
Chapman University
Irvine, California

Jennifer D. Goldman, BS, PharmD, CDE, BC-ADM, FCCP
Professor of Pharmacy Practice
School of Pharmacy–Boston
MCPHS University
Boston, Massachusetts

Joel Goldstein, MD
Assistant Clinical Professor
Harvard Medical School
Division of Child/Adolescent Psychology
Cambridge Health Alliance
Cambridge, Massachusetts

Luis S. Gonzalez, III, PharmD, BCPS
Manager
Clinical Pharmacy Services
PGY1 Pharmacy Residency Program Director
Conemaugh Memorial Medical Center
Johnstown, Pennsylvania

Larry Goodyer, PhD, MRPharmS, BCPS
Professor, School of Pharmacy
De Montfort University
Leicester, United Kingdom
Medical Director
Nomad Travel Stores and Clinic
Bishop's Stortford, United Kingdom

Mary-Kathleen Grams, PharmD, BCGP
Assistant Professor of Pharmacy Practice
School of Pharmacy–Boston
MCPHS University
Boston, Massachusetts

Philip Grgurich, PharmD, BCPS
Associate Professor of Pharmacy Practice
School of Pharmacy–Boston
MCPHS University
Boston, Massachusetts

B. Joseph Guglielmo, PharmD
Professor and Dean
School of Pharmacy
University of California, San Francisco
San Francisco, California

Karen M. Gunning, PharmD, BCPS, BCACP, FCCP
Professor (Clinical) and Interim Chair of Pharmacotherapy
Adjunct Professor of Family and Preventive Medicine
PGY2 Ambulatory Care Residency Director
Clinical Pharmacist–University of Utah Family Medicine Residency/
  Sugarhouse Clinic
University of Utah College of Pharmacy and School of Medicine
Salt Lake City, Utah

Mary A. Gutierrez, PharmD, BCPP
Professor of Pharmacy Practice
Chapman University School of Pharmacy
Irvine, California

Justinne Guyton, PharmD, BCACP
Associate Professor of Pharmacy Practice
Site Coordinator
PGY2 Ambulatory Care Residency Program
St. Louis College of Pharmacy
St. Louis, Missouri

Matthew Hafermann, PharmD, BCPS
Medical ICU/Cardiology Clinical Pharmacist
Harborview Medical Center
PGY1 Pharmacy Residency Coordinator
Medicine Clinical Instructor
University of Washington School of Pharmacy
Seattle, Washington

Jason S. Haney, PharmD, BCPS, BCCCP
Assistant Professor
Department of Clinical Pharmacy and Outcome Sciences
South Carolina College of Pharmacy
Medical University of South Carolina
Charleston, South Carolina

Christy S. Harris, PharmD, BCPS, BCOP
Associate Professor of Pharmacy Practice
School of Pharmacy–Boston
MCPHS University
Boston, Massachusetts

Mary F. Hebert, PharmD, FCCP
Professor
Department of Pharmacy
Adjunct Professor of Obstetrics and Gynecology
University of Washington
Seattle, Washington

Emily L. Heil, PharmD, BCPS-AQ ID
Assistant Professor
Infectious Diseases
University of Maryland School of Pharmacy
Baltimore, Maryland

Erika L. Hellenbart, PharmD, BCPS
Clinical Assistant Professor
University of Illinois at Chicago College of Pharmacy
Chicago, Illinois

David W. Henry, PharmD, MS, BCOP, FASHP
Associate Professor and Chair
Pharmacy Practice
University of Kansas School of Pharmacy
Lawrence, Kansas

Christopher M. Herndon, PharmD, BCPS, CPE
Associate Professor
Department of Pharmacy Practice
School of Pharmacy
Southern University Illinois Edwardsville
Edwardsville, Illinois

Richard N. Herrier, PharmD, FAPhA
Clinical Professor
Department of Pharmacy Practice and Science
College of Pharmacy
University of Arizona
Tucson, Arizona

Karl M. Hess, PharmD, CTH, FCPhA
Vice Chair of Clinical and Administrative Sciences
Associate Professor
Certificate Coordinator for Medication Therapy Outcomes
Keck Graduate Institute Claremont, California

Curtis D. Holt, PharmD
Clinical Professor
Department of Surgery
University of California, Los Angeles
Los Angeles, California

Evan R. Horton, PharmD
Associate Professor of Pharmacy Practice
School of Pharmacy–Worcester/Manchester
MCPHS University
Worcester, Massachusetts

Priscilla P. How, PharmD, BCPS
Assistant Professor
Director of PharmD Program
Department of Pharmacy
Faculty of Science
National University of Singapore
Principal Clinical Pharmacist
Department of Medicine
Division of Nephrology
National University Hospital
Singapore, Republic of Singapore

Molly E. Howard, PharmD, BCPS
Clinical Pharmacy Specialist
Central Alabama Veterans Health Care System
Montgomery, Alabama

Timothy R. Hudd, PharmD, AE-C
Associate Professor of Pharmacy Practice
School of Pharmacy–Boston
MCPHS University
Boston, Massachusetts

Bethany Ibach, PharmD, BCPPS
Assistant Professor of Pharmacy Practice
School of Pharmacy, Pediatrics Division
Texas Tech University Health Sciences Center
Abilene, Texas

Gail S. Itokazu, PharmD
Clinical Associate Professor
Department of Pharmacy Practice
University of Illinois, Chicago
Clinical Pharmacist
Division of Infectious Diseases
John H. Stroger Jr. Hospital of Cook County
Chicago, Illinois

Timothy J. Ives, PharmD, MPH, FCCP, CPP
Professor of Pharmacy
Adjunct Professor of Medicine
Eshelman School of Pharmacy
University of North Carolina at Chapel Hill
Chapel Hill, North Carolina

Nicole A. Kaiser, RPh, BCOP
Oncology Clinical Pharmacy Specialist
Children's Hospital Colorado
Aurora, Colorado

James S. Kalus, PharmD, FASHP
Director of Pharmacy
Henry Ford Health System
Henry Ford Hospital
Detroit, Michigan

Marina D. Kaymakcalan, PharmD
Clinical Pharmacy Specialist
Dana Farber Cancer Institute
Boston, Massachusetts

Michael B. Kays, PharmD, FCCP
Associate Professor
Department of Pharmacy Practice
Purdue University College of Pharmacy
West Lafayette and Indianapolis, Indiana

Jacob K. Kettle, PharmD, BCOP
Oncology Clinical Pharmacy Specialist
University of Missouri Health Care
Columbia, Missouri

Rory E. Kim, PharmD
Assistant Professor of Clinical Pharmacy
University of Southern California School of Pharmacy
Los Angeles, California

Lee A. Kral, PharmD, BCPS, CPE
Clinical Pharmacy Specialist, Pain Management
Department of Pharmaceutical Care
The University of Iowa Hospitals and Clinics
Iowa City, Iowa

Donna M. Kraus, PharmD, FAPhA, FPPAG, FCCP
Pediatric Clinical Pharmacist/Associate Professor of Pharmacy
    Practice
Departments of Pharmacy Practice and Pediatrics
Colleges of Pharmacy and Medicine
University of Illinois at Chicago
Chicago, Illinois

Susan A. Krikorian, MS, PharmD
Professor of Pharmacy Practice
School of Pharmacy–Boston
MCPHS University
Boston, Massachusetts

Andy Kurtzweil, PharmD, BCOP
Pharmacy Supervisor–Adult Hematology and Oncology/BMT
University of Minnesota Health
Minneapolis, Minnesota

Benjamin Laliberte, PharmD, BCPS
Clinical Pharmacy Specialist, Cardiology
Massachusetts General Hospital
Boston, Massachusetts

Jerika T. Lam, PharmD, AAHIVP
Assistant Professor of Pharmacy Practice
School of Pharmacy
Chapman University
Irvine, California

Trisha LaPointe, PharmD, BCPS
Associate Professor of Pharmacy Practice
School of Pharmacy–Boston

MCPHS University
Boston, Massachusetts

Alan H. Lau, PharmD
Professor
Director, International Clinical Pharmacy Education
College of Pharmacy
University of Illinois at Chicago
Chicago, Illinois

Elaine J. Law, PharmD, BCPS
Assistant Clinical Professor of Pharmacy Practice
Thomas J. Long School of Pharmacy and Health Sciences
University of the Pacific
Stockton, California

Kimberly Lenz, PharmD
Clinical Pharmacy Manager
Office of Clinical Affairs
University of Massachusetts Medical School
Quincy, Massachusetts

Russell E. Lewis, PharmD, FCCP
Associate Professor of Medicine, Infectious Diseases
Department of Medical and Surgical Services
Infectious Diseases Unit, Policlinico S. Orsola-Malpighi
University of Bologna
Bologna, Italy

Rachel C. Long, PharmD, BCPS
Clinical Staff Pharmacist
Carolinas HealthCare System
Charlotte, North Carolina

Ann M. Lynch, BSP, PharmD, AE-C
Professor of Pharmacy Practice
School of Pharmacy–Worcester/Manchester
MCPHS University
Worcester, Massachusetts

Matthew R. Machado, PharmD
Associate Professor of Pharmacy Practice
School of Pharmacy–Boston
MCPHS University
Boston, Massachusetts

Emily Mackler, PharmD, BCOP
Clinical Pharmacist and Project Manager
Michigan Oncology Quality Consortium
University of Michigan
Ann Arbor, Michigan

Daniel R. Malcolm, PharmD, BCPS, BCCCP
Associate Professor and Vice-Chair
Clinical and Administrative Services
Sullivan University College of Pharmacy
Louisville, Kentucky

Shannon F. Manzi, PharmD, NREMT, FPPAG
Director, Clinical Pharmacogenomics Service
Manager, Emergency and ICU Pharmacy Services
Boston Children's Hospital
Boston, Massachusetts

Joel C. Marrs, PharmD, FCCP, FASHP, FNLA, BCPS-AQ Cardiology, BCACP, CLS, ASH-CHC
Associate Professor
Department of Clinical Pharmacy
University of Colorado Anschutz Medical Campus
Skaggs School of Pharmacy and Pharmaceutical Sciences
Clinical Pharmacy Specialist
Department of Pharmacy
Denver Health and Hospital Authority
Aurora, Colorado

John Marshall, PharmD, BCPS, BCCCP, FCCM
Clinical Pharmacy Coordinator–Critical Care
Beth Israel Deaconess Medical Center
Boston, Massachusetts

Darius L. Mason, PharmD, BCPS, FACN
Clinical Pharmacist
Methodist South Hospital
Memphis, Tennessee

Susan L. Mayhew, PharmD, BCNSP, FASHP
Professor and Dean
Appalachian College of Pharmacy
Oakwood, Virginia

James W. McAuley, RPh, PhD, FAPhA
Associate Dean for Academic Affairs and Professor
Departments of Pharmacy Practice and Neurology
The Ohio State University College of Pharmacy
Columbus, Ohio

Sarah E. McBane, PharmD, CDE, BCPS, FCCP, FCPhA, APh
Professor and Chair
Department of Pharmacy Practice
West Coast University
Los Angeles, California

William W. McCloskey, BA, BS, PharmD
Professor of Pharmacy Practice
School of Pharmacy–Boston
MCPHS University
Boston, Massachusetts

Chephra McKee, PharmD
Assistant Professor of Pharmacy Practice
School of Pharmacy
Pediatrics Division
Texas Tech University Health Sciences Center
Abilene, Texas

Molly G. Minze, PharmD, BCACP
Associate Professor of Pharmacy Practice
Ambulatory Care Division
School of Pharmacy
Texas Tech University Health Sciences Center
Abilene, Texas

Amee D. Mistry, PharmD
Associate Professor Pharmacy Practice
School of Pharmacy–Boston
MCPHS University
Boston, Massachusetts

Katherine G. Moore, PharmD, BCPS, BCACP
Executive Director of Experiential Education
Associate Professor of Pharmacy Practice
Presbyterian College School of Pharmacy
Clinton, South Carolina

Jill A. Morgan, PharmD, BCPS, BCPPS
Associate Professor and Chair
Department of Pharmacy Practice and Science
University of Maryland School of Pharmacy
Baltimore, Maryland

Anna K. Morin, PharmD
Professor of Pharmacy Practice and Dean
School of Pharmacy–Worcester/Manchester
MCPHS University
Worcester, Massachusetts

Pamela B. Morris, MD, FACC, FAHA, FASPC, FNLA
Director, Seinsheimer Cardiovascular Health Program
Co-Director, Women's Heart Care
Medical University of South Carolina
Charleston, South Carolina

Oussayma Moukhachen, PharmD, BCPS
Assistant Professor Pharmacy Practice
School of Pharmacy–Boston
MCPHS University
Boston, Massachusetts
Clinical Care Specialist
Mount Auburn Hospital
Cambridge, Massachusetts

Kelly A. Mullican, PharmD
Primary Care Clinical Pharmacy Specialist
Kaiser Permanente–Mid-Atlantic States
Washington, District of Columbia

Myrna Y. Munar, PharmD
Associate Professor of Pharmacy
College of Pharmacy
Oregon State University
Oregon Health and Science University
Portland, Oregon

Yulia A. Murray, PharmD, BCPS
Assistant Professor of Pharmacy Practice
School of Pharmacy–Boston
MCPHS University
Boston, Massachusetts

Milap C. Nahata, MS, PharmD, FCCP, FAPhA, FASHP
Director, Institute of Therapeutic Innovations and Outcomes
Professor Emeritus of Pharmacy, Pediatrics, and Internal Medicine
Colleges of Pharmacy and Medicine
The Ohio State University
Columbus, Ohio

Richard S. Nicholas, PharmD, ND, CDE, BCPS, BCACP
Assistant Professor of Pharmacy Practice
Appalachian College of Pharmacy
Oakwood, Virginia

Stefanie C. Nigro, PharmD, BCACP, BC-ADM
Assistant Professor of Pharmacy Practice
School of Pharmacy–Boston

MCPHS University
Boston, Massachusetts

Cindy L. O'Bryant, PharmD, BCOP, FCCP, FHOPA
Professor
Department of Clinical Pharmacy
Skaggs School of Pharmacy and Pharmaceutical Sciences
Clinical Pharmacy Specialist in Oncology
University of Colorado Cancer Center
Aurora, Colorado

Kirsten H. Ohler, PharmD, BCPS, BCPPS
Clinical Assistant Professor of Pharmacy Practice
College of Pharmacy
University of Illinois at Chicago
Clinical Pharmacy Specialist–Neonatal ICU
University of Illinois at Chicago Hospital and Health Sciences System
Chicago, Illinois

Julie L. Olenak, PharmD
Assistant Dean of Student Affairs
Associate Professor
Department of Pharmacy Practice
Nesbitt College of Pharmacy and Nursing
Wilkes University
Wilkes-Barre, Pennsylvania

Jacqueline L. Olin, MS, PharmD, BCPS, CDE, FASHP, FCCP
Professor of Pharmacy
School of Pharmacy
Wingate University
Wingate, North Carolina

Neeta Bahal O'Mara, PharmD, BCPS
Clinical Pharmacist
Dialysis Clinic, Inc.
North Brunswick, New Jersey

Robert L. Page, II, PharmD, MSPH, FHFSA, FCCP, FASHP, FASCP, CGP, BCPS (AQ-Cards)
Professor
Departments of Clinical Pharmacy and Physical Medicine
School of Pharmacy and Pharmaceutical Sciences
University of Colorado
Aurora, Colorado

Louise Parent-Stevens, PharmD, BCPS
Assistant Director of Introductory Pharmacy Practice Experiences
Clinical Assistant Professor
Department of Pharmacy Practice
University of Illinois at Chicago College of Pharmacy
Chicago, Illinois

Dhiren K. Patel, PharmD, CDE, BC-ADM, BCACP
Associate Professor of Pharmacy Practice
School of Pharmacy–Boston
MCPHS University
Boston, Massachusetts

Katherine Tipton Patel, PharmD, BCOP
Clinical Pharmacy Specialist
The University of Texas
MD Anderson Cancer Center
Houston, Texas

Jennifer T. Pham, PharmD, BCPS, BCPPS
Clinical Assistant Professor, Department of Pharmacy Practice
University of Illinois at Chicago College of Pharmacy
Clinical Pharmacy Specialist, Neonatal Clinical Pharmacist
University of Illinois Hospital and Health Sciences System
Chicago, Illinois

Jonathan D. Picker, MBChB, PhD
Assistant Professor
Harvard Medical School
Clinical Geneticist
Boston Children's Hospital
Boston, Massachusetts

Brian A. Potoski, PharmD, BCPS
Associate Professor
Departments of Pharmacy and Therapeutics
University of Pittsburgh School of Pharmacy
Associate Director, Antibiotic Management Program
University of Pittsburgh Medical Center
Presbyterian University Hospital
Pittsburgh, Pennsylvania

David J. Quan, PharmD, BCPS
Health Sciences Clinical Professor of Pharmacy
Department of Clinical Pharmacy
School of Pharmacy
University of California, San Francisco
Pharmacist Specialist–Solid Organ Transplant
University of California, San Francisco Medical Center
San Francisco, California

Erin C. Raney, PharmD, BCPS, BC-ADM
Professor of Pharmacy Practice
Midwestern University College of Pharmacy–Glendale
Glendale, Arizona

Valerie Relias, PharmD, BCOP
Clinical Pharmacy Specialist
Division of Hematology/Oncology
Tufts Medical Center
Boston, Massachusetts

Lee A. Robinson, MD
Instructor
Department of Psychiatry
Harvard Medical School
Boston, Massachusetts
Associate Training Director
Child and Adolescent Psychiatry Fellowship
Primary Care Mental Health Integrated Psychiatrist
Cambridge Health Alliance
Cambridge, Massachusetts

Charmaine Rochester-Eyeguokan, PharmD, BCPS, BCACP, CDE
Associate Professor of Pharmacy Practice and Science
University of Maryland School of Pharmacy
Baltimore, Maryland

Carol J. Rollins, PharmD, MS, RD, CNSC, BCNSP
Clinical Associate Professor
Department of Pharmacy Practice and Science
College of Pharmacy
The University of Arizona
Tucson, Arizona

Melody Ryan, PharmD, MPH, GCP, BCPS
Professor
Department of Pharmacy Practice and Science
College of Pharmacy
University of Kentucky
Lexington, Kentucky

David Schnee, PharmD, BCACP
Associate Professor of Pharmacy Practice
School of Pharmacy–Boston
MCPHS University
Boston, Massachusetts

Eric F. Schneider, BS Pharm, PharmD
Assistant Dean for Academics
Professor
School of Pharmacy
Wingate University
Wingate, North Carolina

Sheila Seed, PharmD, MPH
Professor of Pharmacy Practice
School of Pharmacy–Worcester/Manchester
MCPHS University
Worcester, Massachusetts

Timothy H. Self, PharmD
Professor of Clinical Pharmacy
College of Pharmacy
University of Tennessee Health Science Center
Memphis, Tennessee

Amy Hatfield Seung, PharmD, BCOP
Senior Director of Clinical Development
Physician Resource Management/Caret
Cary, North Carolina

Nancy L. Shapiro, PharmD, FCCP, BCPS
Operations Coordinator
University of Illinois Hospital and Health Sciences System
Clinical Associate Professor of Pharmacy Practice
Director, PGY2 Ambulatory Care Residency
College of Pharmacy
University of Illinois at Chicago
Chicago, Illinois

Iris Sheinhait, PharmD, MA, RPh
Certified Poison Information Specialist
Adjunct Assistant Professor
Regional Center for Poison Control Serving Massachusetts and Rhode
  Island
Boston Children's Hospital and MCPHS University
Boston, Massachusetts

Greene Shepherd, PharmD, DABAT
Clinical Professor and Vice-Chair
Division of Practice Advancement and Clinical Education
Director of Professional Education, Asheville Campus
Eshelman School of Pharmacy
University of North Carolina at Chapel Hill
Asheville, North Carolina

Devon A. Sherwood, PharmD, BCPP
Assistant Professor
Psychopharmacology
College of Pharmacy
University of New England
Portland, Maine

Richard J. Silvia, PharmD, BCCP
Associate Professor of Pharmacy Practice
School of Pharmacy–Boston
MCPHS University
Boston, Massachusetts

Carrie A. Sincak, PharmD, BCPS, FASHP
Assistant Dean for Clinical Affairs and Professor
Department of Pharmacy Practice
Midwestern University Chicago College of Pharmacy
Downers Grove, Illinois

Harleen Singh, PharmD, BCPS-AQ Cardiology, BCACP
Clinical Associate Professor of Pharmacy Practice
Oregon State University
Oregon Health and Science University
Portland, Oregon

Jessica C. Song, MA, PharmD
Clinical Pharmacy Supervisor
PGY1 Pharmacy Residency Coordinator
Department of Pharmacy Services
Santa Clara Valley Medical Center
San Jose, California

Suellyn J. Sorensen, PharmD, BCPS, FASHP
Director
Clinical Pharmacy Services
St. Vincent Indianapolis
Indianapolis, Indiana

Linda M. Spooner, PharmD, BCPS (AQ-ID), FASHP
Professor of Pharmacy Practice
School of Pharmacy–Worcester/Manchester
MCPHS University
Clinical Pharmacy Specialist in Infectious Diseases
Saint Vincent Hospital
Worcester, Massachusetts

Karyn M. Sullivan, PharmD, MPH
Professor of Pharmacy Practice
School of Pharmacy–Worcester/Manchester
MCPHS University
Worcester, Massachusetts

David J. Taber, PharmD, MS, BCPS
Associate Professor
Division of Transplant Surgery
College of Medicine
Medical University of South Carolina
Charleston, South Carolina

Candace Tan, PharmD, BCACP
Clinical Pharmacist
Kaiser Permanente
Los Angeles, California

Yasar O. Tasnif, PharmD, BCPS, FAST
Associate Professor
Cooperative Pharmacy Program
University of Texas at Austin and University of Texas, Rio Grande
  Valley
Clinical Pharmacist Specialist
Doctor's Hospital at Renaissance–Renaissance Transplant Institute
Edinburg, Texas

Daniel J. G. Thirion, BPharm, MSc, PharmD, FCSHP
Professeur Titulaire de Clinique
Faculté de Pharmacie
Université de Montréal
Pharmacien
Centre Universitaire de Santé McGill
Montréal, Québec, Canada

Angela M. Thompson, PharmD, BCPS
Assistant Professor
Department of Clinical Pharmacy
Skaggs School of Pharmacy and Pharmaceutical Sciences
University of Colorado
Aurora, Colorado

Lisa A. Thompson, PharmD, BCOP
Clinical Pharmacy Specialist in Oncology
Kaiser Permanente Colorado
Lafayette, Colorado

Toyin Tofade, MS, PharmD, BCPS, CPCC
Dean and Professor
Howard University College of Pharmacy
Washington, District of Columbia

Tran H. Tran, PharmD, BCPS
Associate Professor
Midwestern University, Chicago College of Pharmacy
Downers Grove, Illinois

Dominick P. Trombetta, PharmD, BCPS, CGP, FASCP
Associate Professor
Department of Pharmacy Practice
Nesbitt School of Pharmacy
Wilkes University
Wilkes-Barre, Pennsylvania

Toby C. Trujillo, PharmD, FCCP, FAHAH, BCPS-AQ Cardiology
Associate Professor
Department of Clinical Pharmacy
Skaggs School of Pharmacy and Pharmaceutical Sciences
University of Colorado
Aurora, Colorado

Sheila K. Wang, PharmD, BCPS (AQ–ID)
Associate Professor of Pharmacy Practice
Chicago College of Pharmacy
Midwestern University
Downers Grove, Illinois
Clinical Pharmacist, Infectious Disease
Program Director, Rush University Medical Center
Chicago, Illinois

Brian Watson, PharmD, BCPS
Pharmacist
University of Maryland Medical System
St. Joseph's Medical Center
Baltimore, Maryland

Kristin Watson, PharmD, BCPS-AQ Cardiology
Associate Professor, Vice-Chair of Clinical Services
University of Maryland School of Pharmacy
Baltimore, Maryland

Lynn Weber, PharmD, BCOP
Clinical Pharmacy Specialist, Oncology/Hematology
Pharmacy Residency Coordinator and PGY-1 Residency Director
Hennepin County Medical Center
Minneapolis, Minnesota

Kellie Jones Weddle, PharmD, BCOP, FCCP, FHOPA
Clinical Professor of Pharmacy Practice
College of Pharmacy
Purdue University
Indianapolis, Indiana

C. Michael White, PharmD, FCP, FCCP
Professor and Head
Department of Pharmacy Practice
School of Pharmacy
University of Connecticut
Storrs, Connecticut

Natalie Whitmire, PharmD, BCPS, BCGP
Pharmacist Specialist
University of California, San Diego Health

Barbara S. Wiggins, PharmD, BCPS, CLS, AACC, FAHA, FCCP, FNLA
Clinical Pharmacy Specialist–Cardiology
Medical University of South Carolina
Charleston, South Carolina

Kristine C. Willett, PharmD, FASHP
Associate Professor of Pharmacy Practice
School of Pharmacy–Worcester/Manchester
MCPHS University
Manchester, New Hampshire

Bradley R. Williams, PharmD, CGP
Professor of Clinical Pharmacy and Clinical Gerontology
School of Pharmacy
University of Southern California
Los Angeles, California

Casey B. Williams, PharmD, BCOP, FHOPA
Director, Center for Precision Oncology
Director, Department of Molecular and Experimental Medicine
Avera Cancer Institute
Sioux Falls, South Dakota

Dennis M. Williams, PharmD, BCPS, AE-C
Associate Professor and Vice-Chair for Professional Education and
    Practice
Division of Pharmacotherapy and Experimental Therapeutics
Eshelman School of Pharmacy
University of North Carolina at Chapel Hill
Chapel Hill, North Carolina

Katie A. Won, PharmD, BCOP
Clinical Pharmacist
Hennepin County Medical Center
Minneapolis, Minnesota

Annie Wong-Beringer, PharmD, FIDSA
Professor of Pharmacy
School of Pharmacy
University of Southern California
Los Angeles, California

Dinesh Yogaratnam, PharmD, BCPS, BCCCP
Assistant Professor of Pharmacy Practice
School of Pharmacy–Worcester/Manchester
MCPHS University
Worcester, Massachusetts

Kathy Zaiken, PharmD
Professor of Pharmacy Practice
School of Pharmacy–Boston
MCPHS University
Boston, Massachusetts

Caroline S. Zeind, PharmD
Associate Provost for Academic and International Affairs
Chief Academic Officer
Worcester, Massachusetts and Manchester, New Hampshire,
    Campuses
Professor of Pharmacy Practice
MCPHS University
Boston, Massachusetts

Sara Zhou, PharmD
Certified Poison Information Specialist
Adjunct Assistant Professor
Regional Center for Poison Control Serving Massachusetts and Rhode
    Island
Boston Children's Hospital and MCPHS University
Boston, Massachusetts

Kristin M. Zimmerman, PharmD, CGP, BCACP
Associate Professor
Department of Pharmacotherapy & Outcomes Science
Virginia Commonwealth University
Richmond, Virginia

目　录

第 43 章　骨关节炎　　3

第 44 章　类风湿关节炎　　14

第 45 章　痛风与高尿酸血症　　48

第 46 章　结缔组织病　　64

药物索引　　73

主题索引　　74

第九篇　骨关节疾病

Kamala M. Nola

第43章　骨关节炎

Dominick P. Trombetta and Christopher M. Herndo

核心原则

		章节案例
1	骨关节炎是一种慢性、进展性的疾病,好发于女性。会导致手、膝、髋、颈椎和腰椎关节软骨的损伤。骨关节炎会导致明显的疼痛和功能障碍,会增加医疗保健系统的(经济)成本。	案例 43-1(问题 1)
2	骨关节炎的病理机制是由于细胞因子调控下的软骨修复和破坏之间的失衡,目前并没有缓解疾病的方法。	案例 43-1(问题 2 和 3) 图 43-1
3	典型的症状包括单个或多个关节在静止一段时间后出现少于 30 分钟的僵硬和疼痛,从而造成日常活动受限并影响整体生活质量。	案例 43-1(问题 1)
4	保守治疗策略包括减肥、自我管理、有氧运动、力量训练及物理和专业康复疗法以达到最佳的功能状态。	案例 43-1(问题 4)
5	常规剂量的对乙酰氨基酚、外用制剂、非甾体抗炎药和膝关节腔内局部注射糖皮质激素可作为骨关节炎的一线药物治疗。	案例 43-1(问题 5 和 6) 案例 43-2(问题 1~4) 表 43-1~表 43-3 图 43-2
6	一线药物治疗后症状缓解不明显或者功能恶化的骨关节炎患者,可以尝试关节腔注射内透明质酸或者口服曲马多和度洛西汀。	案例 43-2(问题 1~6)
7	对骨关节炎所致的慢性疼痛进行连续和系统的治疗和管理,有助于识别日常活动受限的患者,防止进一步残疾。可以适时评估现有疗效,及时更新治疗方案。	案例 43-1(问题 5 和 7) 案例 43-2(问题 1~6) 案例 43-2(问题 1 和 2)

发病率、患病率和流行病学

骨关节炎(osteoarthritis,OA)是一种慢性进行性疾病,主要特点是在手、膝、髋和脊柱关节的软骨和骨的改变。手关节骨关节炎的发病率大约为 100 例/(10 万人·年),髋关节骨关节炎为 88 例/(10 万人·年),膝关节骨关节炎为 240 例/(10 万人·年)。截止到 80 岁,骨关节炎的发病率均随着年龄增长而增加。美国疾病预防控制中心(Centers for Disease Control and Prevention,CDC)于 2005 年报道,大约 2 690 万 65 岁以上的人口受到骨关节病的影响,特别是年龄超过 50 岁以后容易发病[1]。女性大于 50 岁以后受膝关节骨关节炎的影响比男性更严重[2]。而且女性在影像学上更为严重;但是更严重的放射学改变并不预示更严重的疼痛或残疾。男性膝关节和髋关节的骨关节炎的发病率较女性低[1]。最近的研究显示,2013 年报道关节炎是美国成人最常见的致残原因,患者常合并多种慢性疾病如心脏病

和糖尿病。有报道称 5 250 万大于 18 岁的成人(22.7%)自述患关节炎,2 270 万(9.8%的所有成人,43.2%患有关节炎)自述有关节炎导致的活动障碍[3]。关节炎可导致住院、关节置换及劳动力丧失,从而会带来严重的医疗保健系统经济负担。在美国,每年用于骨关节炎的医疗花费或因失去劳动力导致的经济损失大概有 2 000 亿美元[4]。

关节炎患者健康生活质量更低。由于关节炎导致的体力活动受限以及之后带来的肥胖,也是目前的研究方向[3]。关节炎的发生率与 2 型糖尿病以及冠心病发病率明显相关。随着疾病的缓解以及干预,不仅可以在骨关节炎治疗上获益而且可以减少肥胖相关的并发症。

病因

骨关节炎曾经被描述为一种软骨消耗和撕裂的疾病。现在发现这是一个更复杂和动态的过程。原发性骨关节炎的病因不清,但是继发性骨关节炎的病因已经明确。骨关

节炎不仅侵袭关节软骨而且会累及周围肌肉、软骨下骨、韧带、关节滑液及整个关节囊，是细胞、生化及机械共同作用导致的疾病。骨关节炎的多种危险因素有很多种，且分为可控与不可控（图43-1）。骨关节炎的可控风险因素包括肥胖和关节创伤。体重增加会增加膝关节骨关节炎的风险，但不增加髋关节骨关节炎的风险。体重过重给膝关节带来生物力和应力。疼痛增加导致功能进一步丧失，造成进一步肥胖，形成难打破的恶性循环。减肥和适度运动可以改善膝关节骨关节炎的症状，改善整体健康状况。不可控因素包括年龄增长、性别、遗传及关节位置。通常情况下，骨关节炎症状的发展随着年龄增加，主要累及负重关节，但是许多女性还受到近端和远端指节间关节局部炎症（分别称为 Bouchard 结节和 Heberden 结节）的影响。超过75 岁者约80%患有骨关节炎。

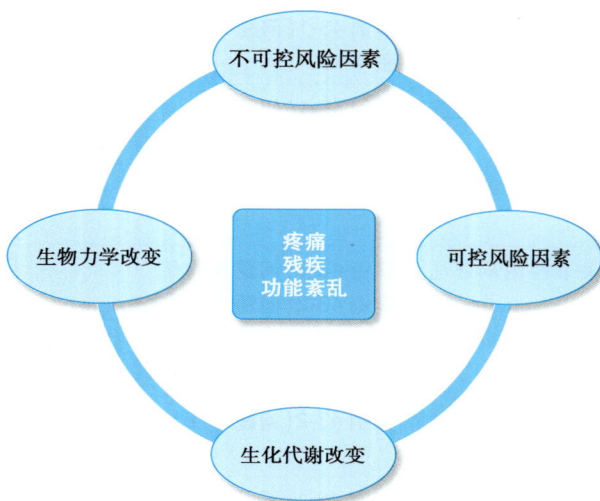

图43-1　可控和不可控风险因素与骨关节炎形态学改变汇总示意图

流行病学研究证实遗传因素参与骨关节炎发病，且与 Heberden 结节和 Bouchard 结节临床特征有关。对双胞胎的研究也支持遗传学对骨关节炎的发展的影响。许多基因被确认与骨关节炎的风险增加相关，同时一些基因突变证明和骨关节炎的早期发病相关。随着特定基因型确定检测及药物基因组学的发展，越来越多有针对性的干预措施可以阻止疾病的进程。骨关节炎特别是髋和膝关节骨关节炎比踝关节炎更常见。关节创伤可导致骨关节炎的进展。生物化学和机械变化可导致特征性的关节疼痛和僵硬。其后果是关节软骨功能丧失，以及软骨、关节囊和软骨下骨质出现不同于正常骨的特性。经常运动和体力活动并不增加骨关节炎风险，对维持软骨功能是必需的[5]。

骨关节炎的影像学改变可先于临床症状出现，因此初期表现可能与疾病预后并不一致。软骨细胞维持和修复关节软骨功能减弱，导致软骨降解。这一与年龄相关的软骨功能的改变是与对合成刺激激素例如胰岛素样生长因子（insulin like growth factor-1，IGF-1）敏感性的降低相关的。因此，生化信号刺激使产生维持软骨强度的蛋白聚糖和胶

原下降，最终导致软骨破坏和修护之间的不平衡。年龄增长与软骨细胞凋亡是密切相关的。或许因为职业或日常中更易受伤的原因，男性更易在50 岁之前患骨关节炎[5]。

发病机制

在骨关节炎的早期阶段，关节囊，软骨下骨和韧带关节周围肌肉和滑膜会出现一系列复杂变化的早期改变。随着时间推移反复的创伤可造成关节软骨的损伤。此外通过检查浅表或深部穿透伤后的关节衍生了另外一种理论。反复性或者创伤性损伤累及关节表面都会触发炎症细胞因子（inflammatory cytokines）、肿瘤坏死因子（tumor necrosis factor，TNF）、IL-1、一氧化氮、酶类阻断细胞外基质的级联反应。细胞外基质的降解导致软骨弹性下降和支撑关节的负荷能力下降以及使软骨下骨硬化。软骨的承重性能下降，与关节润滑能力下降以及整个关节的重量分配相关。软骨无血管，但却含有软骨细胞，正常情况下负责软骨的降解和修复。在骨关节炎早期，软骨细胞尝试通过形成骨赘来修复关节损伤，试图稳定关节或改变软骨的生化性质。骨赘形成可以增加表面积来分散全关节压力。囊肿形成可能是通过软骨下骨上的裂隙或其他结构缺陷导致滑液压力增高所引起[5]。

在疾病早期，软骨的含水量增加。然而，这种低黏性的软骨比正常软骨的结构脆弱。有很多结构改变会导致胶原蛋白网络强度下降。相对于那些结构完整的无病关节来说，早期的改变发生在较小直径的Ⅱ型胶原。随着病情的进展，蛋白多糖浓度降低与葡萄糖胺侧链变短导致蛋白聚合网络的减少。细胞外基质中Ⅰ型胶原的增加和硫酸角蛋白浓度降低。其中一些生化改变可以通过未成熟组织培养试验进行验证。钙结晶的沉积是一个奇怪的发现，还不清楚是否钙沉积直接参与或反映软骨细胞活性的增加。最终，软骨细胞的初期水肿被性能减低的软骨所替代来分担骨上受力和滑动[5]。软骨基质代谢发生改变而倾向于分解代谢。软骨细胞无法持续供应生成健康软骨所必须的大分子物质。而软骨细胞增加分解基质的酶系的合成。这些降解蛋白聚糖和胶原的酶分别被称为蛋白聚糖酶和胶原酶。这些酶的调控是通过潜在蛋白的激活和蛋白酶抑制剂共同作用的复杂过程。在骨关节炎患者中蛋白酶的表达和产生是增加的。胶原通常被基质金属蛋白酶（matrix metalloproteinases，MMPs）：MMP-1、MMP-8 和 MMP-13 裂解。近来软骨产生的炎症和炎症介质的作用正被密切关注和研究。IL-1 和 TNF 可以上调 MMP 裂解胶原并且分解其他重要的细胞外基质成分。最终软骨维护和破坏之间的平衡被打破，导致软骨侵蚀的破坏[5]。

药物治疗概述

目前骨关节炎的治疗主要是通过镇痛药物来维持患者日常活动，配合物理或职业治疗，同时推荐适当的自我管理锻炼项目。目前没有公认的安全和有效的缓解骨关节炎的治疗方法。针对骨关节炎引起的疼痛和关节僵硬，除非存

在临床禁忌,初始治疗是 2~3 周对乙酰氨基酚试验性治疗,一般每日剂量小于 4g/d,大于 65 岁患者小于 3g/d。对乙酰氨基酚在治疗轻到中度骨关节炎与其他非甾体抗炎药(anti-inflammatory drugs,NSAIDs)相比有很高的安全性[6]。但是,一些临床试验发现对于一些特定的人群,例如:同时存在疼痛和炎症反应的患者,对乙酰氨基酚的效果不如NSAIDs,因为对乙酰氨基酚缺乏显著的抗炎作用[6-8]。这些患者可能更容易出现中到重度的疾病[5,9,10]。过量服用、联合使用含对乙酰氨基芬的 OTC 药品或含阿片-对乙酰氨基酚复方制剂可导致肝损伤。一项研究认为使用选择性或非选择性的 NSAIDs 对于对乙酰氨基酚镇痛不充分或者存在炎性疼痛的患者可能更为合适。患者在开始一种 NSAIDs 或 COX-2 抑制剂之前要进行仔细的风险和获益分析。不良事件包括胃肠道出血、肾功能减退、肝毒性和某些药物存在心血管风险,都需要仔细评估,并且制定治疗和监测计划。而且需要考虑药物-药物相互作用和药物-疾病相互作用的影响。专家和指南推荐对于无法耐受口服 NSAIDs 的患者也可考虑局部治疗[11,12]。局部治疗包括辣椒碱乳膏、辣椒碱凝胶、辣椒碱溶液、辣椒碱洗剂、辣椒碱局部贴膏、利多卡因局部贴膏、利多卡因乳膏、软膏和凝胶。双氯芬酸的局部凝胶,局部贴膏和外用溶液剂。对于出现膝关节积液的患者,一旦排除了感染的病因,抽取受累关节内积液并注射糖皮质激素可能是有效的治疗。对于症状缓解不足和功能恶化的患者,除了外科干预外,几乎没有其他选择。关节内注射透明质酸衍生物是手术干预之前的最后一种保守策略。曲马多对许多患者来说可能是有效的选择,除非有癫痫或滥用药物史或存在药物相互作用。目前尚不推荐使用口服糖皮质激素治疗骨关节炎。为期 6 个月的口服氨基葡萄糖和硫酸软骨素也是可以使用的疗法,可以与适合的患者进行讨论。并不建议使用口服或经皮给药的阿片制剂或者阿片对乙酰氨基酚复方制剂用于疼痛控制,因为证据有限而且存在更高的药物不良反应风险。

临床表现

骨关节炎的临床表现

案例 43-1

问题 1: 患者 R.T.,女性,64 岁,不吸烟,近期家庭医生发现其右膝疼痛伴僵硬。疼痛清晨严重,15~20 分钟之后减轻,但是持续整天。患者说在她女儿工作期间她照顾孙子困难增加。她既往有甲状腺功能减退、高血压,血脂异常,否认吸烟和饮酒。目前每日服用氨氯地平 5mg,左甲状腺素 88μg,辛伐他汀 40mg。体格检查:膝关节内翻,右膝无肿胀和积液,被动运动时可闻及骨擦音。X 线检查示:右膝关节间隙变窄在关节边缘有骨赘形成。

本次就诊的实验室检查和生命体征指标包括:
血压(BP):135/78mmHg
心率(HR):80 次/min
身高:163cm
体重:93kg
BMI:35.2kg/m²
血钠:140mmol/L
血钾:4.5mmol/L

尿素氮(BUN):10mg/dl
血清肌酐:0.9mg/dl
肾小球滤过率(eGFR):63ml/min
促甲状腺素(TSH):3.08mIU/ml
白细胞计数(WBC):5×10³/μl
红细胞计数(RBC):4.7×10⁶/μl
血红蛋白:12.7g/dl
红细胞比容:38.2%
尿酸:5mg/dl
C-反应蛋白(CRP):0.9mg/dl
血沉(ESR):18mm/h
抗 CCP 抗体:阴性
总胆固醇:160mg/dl
高密度脂蛋白(HDL):45mg/dl
哪些症状和体征提示患者 R.T. 存在骨关节炎?

案例 43-1,问题 2: R.T. 发生骨关节炎的主观和客观原因有哪些?

R.T. 表现为单侧膝关节(右)疼痛,晨起加重且全天持续疼痛。骨关节炎诊断可由病史和体格检查得出。骨关节炎的诊断并不依赖于实验室检查,但是血沉正常可以排除免疫疾病,如痛风或化脓性关节炎。X 线检查提示关节间隙变窄符合骨关节炎,但是 X 线检查不能可靠地评估疾病的严重程度。

骨关节炎在 X 线检查上表现为特征性的关节间隙变窄不伴有关节破坏。骨赘形成和摩擦可能引起疼痛、僵硬以及体格检查时出现摩擦音。捻发音是在主动和被动运动过程中关节出现的"噼啪"声。与正常情况下相向关节面相对滑动不同,受累的关节活动出现了特征性的摩擦音和噼啪音。而且 R.T. 向她的家庭医生报告的内翻畸形加重了膝关节压力和功能损伤。内翻畸形表现为站立时双膝距离增加(弓形腿),而外翻时双膝距离靠近。这两种畸形都会影响患者的功能和生活质量。

骨关节炎常常临床表现为单侧的疼痛、僵硬,累及膝、髋或颈腰椎;远端指间关节通常不出现疼痛。通常骨关节炎累及至少一个关节。膝、手关节骨关节炎及膝、髋关节骨关节炎之间存在一些分布相关性。肘、腕和肩很少出现骨

关节炎。美国风湿病学会（American College of Rheumatology，ACR）诊断标准中髋关节骨关节炎的诊断标准敏感性和特异性可达到91%和89%，在膝关节骨关节炎方面敏感性91%，特异性86%。这些标准并没用于研究之外的临床实践。临床试验提供的结果一般是基于一些评价工具，如西安大略和麦克马斯特大学（Western Ontario and McMaster Universities，WOMAC）评价工具，主要用于评价膝关节骨关节炎。WOMAC功能量表主要用于评价功能性残疾[13]。患者常常向家庭医生诉说在清晨或者长时间不活动后出现疼痛加剧或持续小于30分钟关节僵硬。他们通常会主诉日常活动减少，功能受损和整个生活质量的下降。典型的日常活动如跪、爬楼梯和行走活动受限。与活动、运动范围、整体体育活动减少相关的，相应的肌肉会无力和不稳。

睡眠问题和抑郁问题也可能发生，一种保守的方法是让患者减重，增加活动，参与体育运动，接收专业理疗，或者练习太极。关节受累可以表现为肿大，在手部和膝关节很容易观察到。当在主动活动或施加压力检查时，关节通常是柔软的。滑囊炎、肌腱炎、肌肉痉挛和关节盘撕裂会导致活动受限，需要鉴别排除。滑液渗出可以慢性持续存在也可伴随疾病恶化。髌骨轻叩实验或浮髌实验可以说明存在关节积液。疾病加重的患者可以表现为可预期的软骨丢失，同时表现为影响韧带的周围骨和软组织的畸形。关节错位常见并且导致关节不稳定。患者手指可出现典型的Bouchard结节和Heberden结节，导致手指变形。肌肉萎缩可以通过简单的测量四头肌的周长来评价。应用X线检查不是诊断骨关节炎必要的，而是更多的用于排除股骨头坏死和Paget病，类风湿关节炎或痛风性关节炎。但是，X线可以用于评估疾病的严重程度或监测疾病进展；另外X线检查并不是完全令人满意的，也不能提供额外的信息。骨关节炎的X线检查结果表现为关节间隙变窄，关节边缘骨赘形成，软骨下骨硬化。通过以上病例研究表明，R.T.的膝关节X线检查表现为关节间隙变窄骨赘形成。

超声检查可以发现或证实关节积液，腘窝囊肿，或其他侵蚀性炎性状态。实验室检查不是必需的，ESR、CRP通常在参考范围内。血尿酸可以帮助区分与炎症相似的关节症状。如果怀疑感染性或炎性关节炎，可以抽取滑液检查。骨关节炎患者，白细胞计数小于2 000/μl，滑液颜色清亮，没有结晶。目前还没有相关骨或软骨重塑的生物标志物可以用于指导骨关节炎患者的常规护理。MRI扫描用于评估软骨、滑膜和骨关节是一个令人兴奋的研究领域，但不常规用于骨关节炎诊断。

案例43-1，问题3：细胞因子参与了骨关节炎的病理生理过程，那么是否可以通过调节细胞因子来延缓疾病的进程使R.T.在情况恶化前获益？

IL-1和TNF在类风湿关节炎的发病的机制研究，带来了令人兴奋的疾病高度缓解。但在骨关节炎的这些炎症因子上调MMP的机制及在骨关节炎发病中的作用尚未明确，细胞因子上调MMP和它们在疾病过程中发挥的确切机制尚不明确，也未产生有效的骨关节炎治疗方法。

骨关节炎的治疗

案例43-1，问题4：应该给R.T.推荐哪些非药物治疗方法？

骨关节炎的非药物治疗

非药物治疗是骨关节炎的主要治疗方法。正如之前讨论的，并没有什么干预措施能够有效的延缓疾病进程。药物治疗策略在骨关节炎的疼痛和失能治疗中有显著的不良反应和有限的疗效。患者通常很难在自我管理、有氧运动或力量训练方面有很好的依从性。很多时候非药物治疗仅在药物治疗无效或出现不良反应需要中断才被尝试。

ACR指南提出了各种各样的患者教育、自我管理、减肥、有氧运动和职业疗法方案[14]。一项中年膝关节骨关节炎患者研究证实在自我管理中力量训练和联合训练的区别并不明显。研究终点是评估试验两年后的疼痛、残疾和身体状况[13]。另外一项临床试验对比NSAIDs治疗和在家进行股四头肌训练，在生活质量调查和疼痛评分这一小范围试验内，并没有发现两组有显著差异[15]。在老年患者中，随机对照试验已确立通过太极治疗膝关节骨关节炎的疗效。Wang等证明太极不仅可以改善身体功能而且能够减轻骨关节炎的疼痛，而且对精神健康和生活质量都有积极作用。试验的局限性在于样本量少（40位患者）和观察时间较短（3个月）。所以并不清楚这一获益是否有持续性[16]。患者可以参考关节炎基金会网站（Arthritis Foundation website）（http://www.arthritis.org）来获得在其所在区域的各种计划和活动[19]。国际骨关节炎研究协会（The Osteoarthritis Research Society International，OARSI）重申非药物干预的效果，包括自我管理、减重、运动、专业的理疗和内翻外翻畸形的矫正[11,12]。非药物治疗对于骨关节炎患者是有效的，但是目前并没有充分应用[11,17]。

应该鼓励R.T.减重，参加自我管理，或者进行结构化的锻炼计划，包括有氧运动和力量训练。而且可以鼓励R.T.参加当地的太极课程。对于膝关节骨关节炎的患者减重是非常有效的。运动可以改善肌肉力量从而减少摔倒。针对膝力线异常的患者，支具可以提供一定程度的支撑。

案例43-1，问题5：R.T的初始药物治疗方案是什么？

骨关节炎的药物治疗管理

可以先试用1 000mg对乙酰氨基酚，每日3~4次，服用2~3周。其他不良反应更大的药物可能需要对乙酰氨基酚治疗失败后再考虑。NSAIDs可升高血压，导致消化道溃疡、抑制前列腺素、降低肾功能和潜在的增加心血管风险。R.T.既往用药史存在消化性溃疡病史而且在体格检查时未表现出膝关节的炎症，因此初始治疗选择对乙酰氨基酚是合适的。

对乙酰氨基酚

对乙酰氨基酚目前仍然是轻中度手及膝关节骨关节炎

的首选治疗。美国风湿病学会(American College of Rheumatology,ACR)、美国矫形外科学会(American Academy of Orthopedic Surgery,AAOS)、欧洲抗风湿病联盟(European League Against Rheumatism,EULAR)、国际骨关节炎研究协会(Osteoarthritis Research Society International,OARSI)等临床实践指南对于对乙酰氨基酚的的推荐强度、剂量、疗程有所不同[11,14,18,19]。

治疗推荐对乙酰氨基酚每24小时总剂量不应超过4g,长期使用对乙酰氨基酚的同时饮酒(每日大于3杯)的患者胃肠道出血风险增加,而且肝酶会增高[20]。2007年一项12周的随机对照试验报道髋关节骨关节炎和膝关节骨关节炎的患者对乙酰氨基酚缓释片每日3 900mg是安全可耐受的,而且比1 950mg/d的日剂量疗效好[21]。最近,建议那些同时存在疼痛和炎症的没有禁忌证的患者使用NSAIDs代替对乙酰氨基酚[12]。

> **案例43-1,问题6**:R.T治疗方案中局部治疗的地位如何?

局部治疗

可用于局部止痛的处方药与非处方有很多种,包括辣椒碱、双氯芬酸、利多卡因或者水杨酸甲脂。ACR和OARSI实践指南在某些情况下推荐局部NSAIDs作为特定关节骨关节的一线治疗。局部辣椒碱软膏外用每日3~4次,涂抹手部和膝关节。如果使用,应该告知R.T.使用方法,可能开始会有灼烧和敏感的反应,预期的疗效可能在几周后出现。外用的辣椒碱软膏没有全身系统作用和药物相互作用[11]。

目前,在美国市场上有三种双氯芬酸的外用制剂,包括1%的凝胶、1.5%的溶液和1.3%的贴膏。局部使用1%双氯芬酸凝胶,单独或者和口服对乙酰氨基酚合用,是另一种代表性的选择。局部1%双氯芬酸凝胶在治疗上肢骨关节炎包括手、肘、腕和下肢骨关节炎(踝、足和膝)证明是有效的。这种凝胶使用时应用"剂量卡"用于量取2g或4g。上肢应用2g,每日4次,下肢每次4g,每日4次[22]。

双氯芬酸外用溶液含1.5%w/w双氯芬酸和二甲亚砜(USP DMSO)45.5%w/w,可以作为近年来用于改善膝关节骨关节炎的症状和体征的另外一个选择。在一项为期12周的随机安慰剂对照试验中,对比口服和局部外用双氯芬酸溶液,评价的指标包括疼痛和躯体功能。患者接受局部外用双氯芬酸溶液出现较轻的皮肤刺激,但是胃肠道的不良反应和肝功能异常比接受口服双氯芬酸的患者少[23,24]。和这一研究相似的,另一个对照研究对比双氯芬酸外用溶液发现较安慰剂和二甲亚砜溶液更具优势,和口服双氯芬酸疗效相似而有更好的耐受性。

双氯芬酸1.3%的贴膏虽然可用,但仅用于治疗肌肉骨骼扭伤和劳损引起的急性疼痛。

> **案例43-1,问题7**:R.T.需要监测哪些指标?

虽然局部给药的毒性有所降低,但是对于局部NSAIDs相关不良反应的警告与口服药物是相似的[25]。尚缺乏局部给药和口服给药引起上消化道出血或心血管事件的真实数据。除了短期疗效试验外,还没有长期治疗引起全身并发症风险的研究。另外比较局部双氯芬酸和口服非甾体类消炎药或局部辣椒碱的有效数据也很有限。口服和局部NSAIDs不推荐联合使用,除非获益大于风险,因为有报道联用会增加直肠出血的风险[26]。对乙酰氨基酚和局部双氯芬酸联合使用可以避免这种不良反应风险,但疗效和安全性尚未在随机试验中得到证实。由于局部给药全身吸收少,会显著减少胃肠道出血的风险[12,23,24,27]。一项2010年系统回顾研究中,口服和局部NSAIDs有相似的停药率,因为后者局部不良反应发生率高[28]。目前还不清楚是否皮肤反应与处方、载体或者制剂中其他成分有关。

R.T没有肝病或者丙肝病史,所以短期尝试使用对乙酰氨基酚并不需要用药安全的监测。但是很重要的一点就是告知患者做好每日的疼痛情况记录,在下次就诊时完成一份舒适度的评估。这些工具从网上多种资源都可获得。这些可以有助于患者参与自己的照护,并向临床医生提供基线数据,药物疗效和用药对功能损害的作用等信息。而且可以反应出日常活动的受限和改善情况。将日常生活活动(instrumental activities of daily living,IADLs)量化可以帮助临床医生在改变治疗计划时提供有用的信息。

非甾体抗炎药和其他药物治疗

> ### 案例43-2
>
> **问题1**:S.L.67岁女性患者,向家庭医生反映最近左膝出现疼痛加重和僵硬感。S.L.主诉她的左膝"无力"而且早上起床困难和有时从摇椅上起身困难。她已经服用对乙酰氨基酚1 000mg,每日4次,共1个月,但是症状并没有充分缓解。她同时服用琥珀酸美托洛尔每日50mg,赖诺普利每日20mg,雷尼替丁150mg每日2次,西酞普兰每日20mg。她的既往史包括:高血压,骨量减少,抑郁症,胃食管反流病,骨关节炎,右膝关节置换术后2年。近期的实验室和体征检查结果如下:
>
> 血压:160/78mmHg
> 心率:76次/min
> 身高:168cm
> 体重:86kg
> BMI:30.7kg/m²
> Na:145mmol/L
> K:4.8mmol/L
> BUN:16mg/dl
> 血清肌酐:1.2mg/dl
> eGFR:48ml/min
> WBC:4.5×10³/μl
> RBC:4.2×10⁶/μl
> 血红蛋白:12.1g/dl
> 血细胞比容:36.6%
>
> 挑选和推荐一个药物来充分缓解S.L.的疼痛。

这个患者应用充足剂量的对乙酰氨基酚仍旧治疗失败，那么治疗可选择的包括塞来昔布和非选择性的NSAIDs、曲马多或阿片类镇痛药。没有数据表明任何一种NSAIDs较其他的更具优势[29]。S.L. 并没有已知的冠心病史或消化性溃疡病。基于可识别的危险因素（表43-1），S.L. 的年龄风险因素使她置于胃肠道溃疡的中度风险。

为了降低长期服用 NSAIDs 患者的消化道溃疡的风险，根据数据建议根治幽门螺杆菌[30]。因此，如果决定使用非选择性的 NSAIDs，那么需要中断雷尼替丁，因为缺乏该药能够预防胃溃疡发生的证据，可以应用质子泵抑制剂（proton-pump inhibitor，PPI）（如奥美拉唑或米索前列醇）来预防胃肠道出血。任何选择需要合理的治疗推荐。

表 43-1

基于胃肠道和心血管风险的 NSAIDs 选择建议[30]

风险类别	低胃肠道风险	中胃肠道风险	高胃肠道风险
	0 风险因素	1~2 风险因素	多种风险因素，溃疡病史，或持续使用糖皮质激素或抗凝药
低心血管事件风险	单独使用 NSAIDs	NSAIDs + PPI/米索前列醇	替代治疗或 COX-2 抑制剂 + PPI/米索前列醇
高心血管事件风险（需要服用小剂量阿司匹林）	萘普生 + PPI/米索前列醇	萘普生 + PPI/米索前列醇	推荐替代治疗

对于对乙酰氨基酚或局部用药无法充分缓解疼痛的患者，可以考虑口服 NSAIDs。任何药物治疗方案，都需要根据患者的个体化情况进行评估和选择。关于 COX-2 抑制剂的一些增加心血管和胃肠道安全性问题历史事件对这些药物的临床使用起到了很大影响。目前可以获得的 NSAIDs 之间在 COX-1（结构的）和 COX-2（诱导的）方面比较特征。表43-2 用于选择 COX-2 抑制剂。

表 43-2

环氧合酶抑制剂的相对选择性[67]

5~50 倍以上抑制 COX-2	小于 5 倍抑制 COX-2	主要抑制 COX-1
依托度酸 美洛昔康 塞来昔布	双氯芬酸 舒林酸 甲氯芬酯 吡罗昔康 二氟尼柳	非诺洛芬 布洛芬 托美丁 萘普生 阿司匹林 吲哚美辛 酮洛芬 氟比洛芬 酮咯酸

基于 $\log IC_{80}$ 抑制率 COX-2/COX-1

能够增加患者心血管疾病风险包括：不稳定心绞痛，心肌梗死，冠状动脉旁路（搭桥）手术，缺血性卒中，高 Framingham 风险评分[31]。一些临床医师推荐添加低剂量阿司匹林81mg 来抵消增加的心血管疾病风险；但是这一方法并没有临床强有力的证据。加用阿司匹林可能潜在增加胃肠道溃疡的风险同时使保护心血管作用打折扣[32]。另外，随机对照研究还没有明确的证明该方法的有效性和安全性[31,33]。

在为期 52 周的双盲研究中比较了骨关节炎患者应用布洛芬、萘普生、罗美昔布心血管事件结果显示。首先使用布洛芬的患者服用阿司匹林对比罗美昔布，具有更高的发生心血管疾病和心力衰竭的风险。这支持布洛芬会干扰阿司匹林对血小板的乙酰化作用，抑制血小板的聚积[34]。其次使用萘普生同时未使用阿司匹林的患者的心血管结局最好。是否由于萘普生本身的心血管不良反应风险最低，还没有明确的解释。事实上，最近对妇女健康倡议的分析发现萘普生不仅具有 COX-2 优先抑制作用，还表现出心血管事件的风险增加[35]。由于剂量、持续的治疗时间、方法不同，这些试验数据的结果是矛盾的，目前还没有特别明确的证据[36]。最后，使用布洛芬的患者心衰发生率较罗美昔布或萘普生更高[37]。在最近的 AHRQ 报告中，报道了塞来昔布增加心肌梗死的风险，特别是高剂量时更易发生[27]。另外一些研究却没有得到上述结论[38]。综上所述，对于低心血管风险和中-高度胃肠道出血风险的患者，推荐使用每日 1 次的塞来昔布或 NSAIDs + PPI/米索前列醇。但是，对于心血管疾病高危的患者，可以考虑使用曲马多或萘普生或非乙酰水杨酸类（如二氟尼柳或双水杨酯）同时密切监测血压和肾功能（应用阿司匹林同时使用萘普生需要进一步评价其必要性）[39,40]。

案例 43-2，问题 2：S. L. 在药物治疗的过程中需要监测哪些参数？

很多临床医生推荐老年患者检查基础代谢水平和根据患者的不同情况，在开始 NSAIDs 治疗 2~4 周后检测全血细胞计数。根据初始的实验室结果，下一年可每 3~4 个月检查 1 次。消化道不良事件风险在 1 个月之后下降，但是会持续存在。肝功能需要在第 1 年中规律监测之后也需要

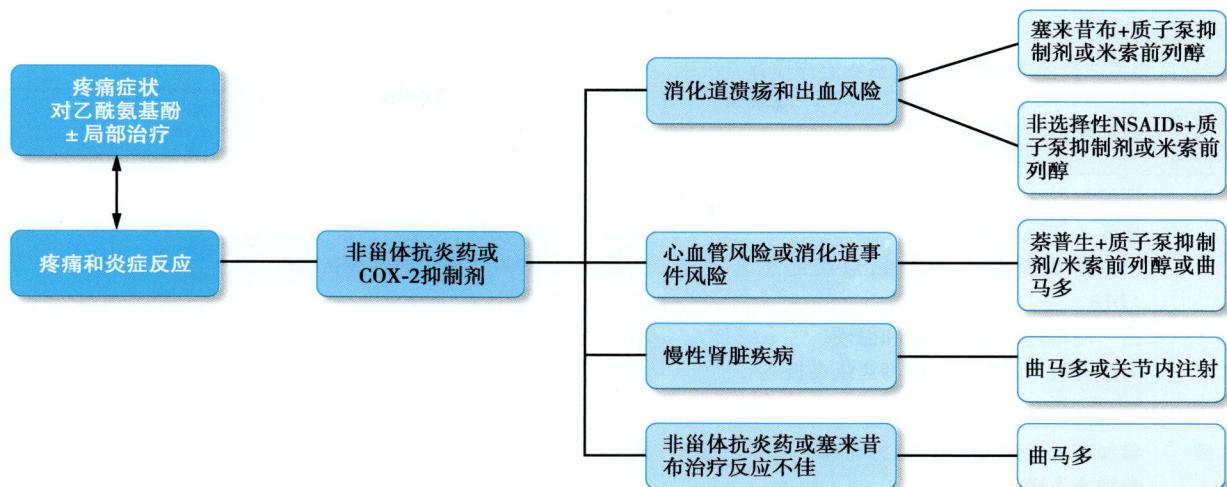

图 43-2　骨关节炎药物治疗概观[11,12,14,18,30]

持续监测。患者如果有明确的合并症需要更严格的监测。镇痛药物的效果最好应用一致的系统评价方法。如果 S.L. 需要维持长期的 NSAIDs 治疗，那么在治疗的第 1 年需要每 3 个月监测一下肝肾功能。

案例 43-2,问题 3：在萘普生 500mg 每日 2 次开始治疗 1 周后,S.L. 遵照医嘱进行治疗,在此次就诊前完成了基础化验检测,患者主诉开始使用萘普生后疼痛减低。此次就诊获得的实验室值和生命体征如下：

BP：155/78mmHg

HR：88 次/min

身高：168cm

体重：88kg

BMI：30.7kg/m^2

Na：135mmol/L

K：5.5mmol/L

BUN：40mg/dl

肌酐：2.2mg/dl

红细胞：$4.7 \times 10^6/\mu l$

血红蛋白：10.3g/dl

血细胞比容：33.8%

她的骨关节炎治疗需要做哪些改变？

胃肠溃疡和出血仍然是骨关节炎慢性疼痛治疗需要考虑的问题。非选择性 NSAIDs 加用 PPI 可能较单用选择性 COX-2 抑制剂塞来昔布更便宜。有伴随疾病的老年骨关节炎患者可能在使用 COX-2 或 NSAIDs 同时需要使用阿司匹林。Goldstein 等[41]的研究对比了塞来昔布+阿司匹林与萘普生+兰索拉唑+阿司匹林,治疗内窥镜诊断溃疡的患者 12 周后,发现胃肠溃疡的发生率两者之间无显著差异。相反,另一项随机对照双盲实验给骨关节炎和类风湿关节炎患者服用塞来昔布或双氯芬酸加奥美拉唑为期 6 个月。通过评估小肠来评价胃肠道出血风险[42]。

在塞来昔布治疗组上下消化道出血发生率更低。对于贫血患者,考虑到十二指肠远端对抑酸治疗(PPI)无反应,这可能为临床医生治疗胃肠道溃疡和出血风险增加的患者时提供更多的证据。结果提示：塞来昔布比双氯芬酸+奥美拉唑有更好的临床结果[42]这个结果由于与之前的研究作为对比显得非常有趣。而且,并不清楚应用双氯芬酸得出的结果是否可以推论到萘普生或其他 NSAIDs。显然,在改变实践之前还需要进一步研究。一项基于流行病学的 meta 分析说明了塞来昔布对于胃肠道溃疡和出血风险的安全性。而且,长半衰期和缓释剂型的 NSAIDs 证明有更高的胃肠道事件风险。萘普生、吲哚美辛、酮洛芬、酮咯酸和吡罗昔康表现出较高的胃肠道出血相对风险值(RR>5),而布洛芬、双氯芬酸、塞来昔布、美洛昔康、罗非昔布和醋氯芬酸表现较低的胃肠道出血相对风险值(RR<5)[43]。

退出这项为期一年的试验的最常见原因是两种药物的胃肠道不良事件；然而,肝功能检查异常导致更多服用双氯芬酸的患者退出研究。双氯芬酸与谷丙转氨酶和谷草转氨酶升高有关；然而,仅肝酶水平升高并不预示肝损伤。FDA 将胆红素和转氨酶共同升高作为药物导致肝脏疾病的指标。Laine 等[44]完成的研究发现,与双氯芬酸相关的住院风险为 0.023%/(10 万患者·年)。虽然住院率发生率很低但是临床也应警觉。这项研究还发现在治疗初始的 4~6 个月肝功能指标升高,但是临床肝损害程度和化验值并不见得平行。

曲马多和阿片类

在过去的 1 周,她的血钾、血清肌酐和尿素氮都有所增加。萘普生和 COX-2 抑制剂对于肾脏的潜在风险是相似的。萘普生应该停药,并且监测她的实验室指标确保回落到基线。血红蛋白的下降也值得关注,应考虑随访并进行内窥镜检查或便潜血试验。

案例 43-2,问题 4：S.L. 看见过电视上的商业广告写着"膝关节注射"请描述可供选择的治疗方案。

表43-3

不同部位骨关节炎的非药物治疗与药物治疗推荐

骨关节炎部位	非药物治疗推荐	药物治疗推荐
手	评估执行 ADLs 的能力 指导关节保护技术 根据需要提供辅助设备,以帮助患者完成 ADLs 指导使用热剂缓解疼痛和僵硬 为患有腕掌骨关节的患者提供夹板	局部辣椒碱 局部/口服 NSAIDs,包括水杨酸三乙醇胺和 COX-2 选择性抑制剂(患者≥75 岁应使用局部 NSAIDs) 曲马多 **不鼓励** 关节内治疗(皮质类固醇,透明质酸) 阿片类止痛药
膝	**参加有氧运动和/或抗阻力训练** **参加水上运动** **减肥(如果超重)** 参与自我管理计划±心理社会干预 使用热剂和手法治疗结合物理治疗训练 使用中间对向髌骨的绑带 参加太极拳 根据需要接受助行器 如果是外侧间室的骨关节炎,穿内侧楔形鞋垫 如果是内侧间室的骨关节炎,穿外侧楔形踝下系带鞋垫 一些中-重度疼痛的患者可选择针灸或经皮神经电刺激	对乙酰氨基酚 口服/局部 NSAIDs ≥75 岁的患者应使用局部 NSAIDs h/0 期上消化道溃疡的患者应使用 COX-2 选择性抑制剂或非选择性 NSAIDs+PPI ≤1 年内的上消化道出血患者应使用 COX-2 选择性抑制剂+PPI 曲马多 关节内注射皮质类固醇 阿片类药物或度洛西汀可用于其他治疗失败而不准备行全关节置换术的患者 **不鼓励** 硫酸软骨素 氨基葡萄糖 局部辣椒碱
髋	**参加心血管和/或抗阻力训练** **参加水上运动** **减肥(如果超重)** 参与自我管理计划±心理社会干预 使用热剂和手法治疗结合物理治疗训练 根据需要接受助行器	对乙酰氨基酚 口服 NSAIDs 曲马多 关节内注射糖皮质激素 阿片类药物可用于其他治疗失败而不准备行全关节置换术的患者 **不鼓励** 硫酸软骨素 氨基葡萄糖

很多患者有禁忌证或对对乙酰氨基酚、NSAIDs 或 COX-2 抑制剂反应不佳,这时应该考虑使用曲马多。那么对于 S. L. 止痛治疗只能选用阿片类或曲马多。曲马多是一种中枢作用的镇痛药,可与 μ 阿片受体结合,并且还抑制去甲肾上腺素和血清素的摄取[45]。ACR 推荐 NSAIDs 治疗失败或存在禁忌的患者使用曲马多[14]。曲马多不能用于有癫痫病史或接受 5-羟色胺类药物治疗的患者,肾功能不全的患者需调整剂量[45,46]。曲马多可以与对乙酰氨基酚合用,这种联合是有治疗意义的[47]。但是患者正在服用西酞普兰治疗抑郁,这与曲马多存在相互作用,这种相互作用需要谨慎考虑。阿片类/对乙酰氨基酚复方制剂可以作为 S. L. 在此期间的一个短期选择,由内科医生评估 S. L. 是否可以在关节腔内注射皮质激素或黏度补充剂(透明质酸注射液)。

对于曲马多治疗无效或者有禁忌的患者,可以考虑使用阿片类或阿片类/对乙酰氨基酚复方制剂[48]。阿片类的副作用包括便秘、精神错乱、幻觉、呼吸抑制、耐受和成瘾。一项近期循证评价应用口服或经皮的阿片类药物用于髋关节骨关节炎和膝关节骨关节炎的治疗[49]。虽然发现阿片药物是有效的但是它的获益被带来的副作用抵消,所以需要避免使用。尽管目前长期安全性的结论还未得出,但是已经有随机,安慰剂对照研究来评价透皮丁丙诺啡联合或不联合使用对乙酰氨基酚治疗髋关节或膝关节骨关节炎的疗效和耐受性[50,51]。

度洛西汀

度洛西汀是一种 5-羟色胺和去甲肾上腺素再摄取抑制剂,除了一些其他适应证外,还被批准用于治疗慢性肌肉骨

骶疼痛。在一项13周的随机、双盲、安慰剂对照试验中,包括了231名患者,度洛西汀能够明显地减少骨关节炎患者的膝关节疼痛[52]。在报告的终点,度洛西汀降低疼痛的幅度和安慰剂对照组的降幅差异是有限的,但这种药物的耐受性和不良反应优于其他的治疗方式。S. L. 目前接受西酞普兰用于严重抑郁状态。如果用度洛西汀来替代西酞普兰需要进行风险效益分析。抑郁治疗以及患者的重要用药史需要仔细评估。S. L. 既往用药史发现患者复发的抑郁对一些不同的药物发生抵抗,直到去年开始使用西酞普兰疾病才稳定。接下来,需要评估耐受性和成本,因为度洛西汀可能具有比西酞普兰更高的花费,尽管两种药物都可用非原研产品可供选择。S. L. 应该为了治疗骨关节炎相关的疼痛和抑郁症,改用度洛西汀治疗,应告知可能会引起短暂性头痛,恶心和腹泻的风险。还推荐定期监测肝酶。还应告知患者预期治疗结果,因为度洛西汀镇痛的起效的时间可能比服药时间延迟。鉴于她同时诊断为抑郁症,应该在过渡期间经常重新评估她的情绪。

关节内治疗

最终,很多患者口服或局部治疗失败,关节内(intra-articular, IA)注射是在外科手术干预治疗骨关节炎前最后一种保守治疗措施。抽取滑液和注射糖皮质激素或黏度补充剂透明质酸可以用于严重的膝关节骨关节炎。注射曲安奈德或甲泼尼龙和1%利多卡因,药效可以持续4~8周。一般,关节内糖皮质激素的注射频率不大于每3个月1次。副作用是异常的局部炎症反应[53]。

在一项小规模的多中心随机试验中,关节注射透明质酸用于膝关节骨关节炎的治疗的安全性和有效性得到了肯定。但是,这项试验的安慰剂组疗效相当大而治疗组有效数量较少[54]。在2005年的一项荟萃分析,膝关节骨关节炎患者关节内辅助注射透明质酸没有显示出临床有效性[55]。相反,更多的近期循证评价发现关节内注射透明质酸较关节内注射糖皮质激素更为有效和疗效持久。作者认为目前品种多样,相应的临床反应时间也不同[56]。2009年一项多中心随机对照试验没有发现透明质酸在髋关节骨关节炎患者中的疗效[57]。一项荟萃分析回顾了关节内糖皮质激素和透明质酸治疗膝关节骨关节炎的治疗。共纳入7项研究606名受试者,结果显示关节内注射糖皮质激素在4周时较基线更为有效,关节内注射透明质酸疗效更为持久[58]。

> **案例 43-2,问题 5:** 两年过去了,S. L. 所有的保守方案包括膝关节内注射均失败了。在与她的医生讨论所有的选择之后,S. L. 转诊到骨科医师进行了择期左全膝关节置换手术,她正等待从急诊护理院出院,进入短期的康复机构,有助于她回家和恢复到以前的功能水平。S. L. 目前的药物包括琥珀酸美托洛尔 50mg/d,赖诺普利 20mg/d,西酞普兰 20mg/d,依诺肝素 30mg 皮下注射每日2次,羟考酮控释片 10mg 每12小时1次,番泻叶/多库酯,每次1片每日2次。氨酚羟考酮 5mg/325mg 中度疼痛时4小时吃1片,严重疼痛时每4小时吃2片。S. L. 询问药师,为什么她还需要在"肚皮上注射"?

美国胸科医师学会(American College of Chest Physicians, ACCP)最高级别的证据推荐无显著的出血风险的患者膝关节置换术后应用低分子肝素、磺达肝癸或华法林(INR 目标2.5)。手术后最短的治疗至少需要10天,一些患者需要应用35天[59]。对于 S. L. 的教育非常重要,告知患者应用依诺肝素的原因是为了预防腿部和肺部的血栓。在这个案例中,患者的肌酐清除率小于30ml/min,依诺肝素的剂量应为 30mg 每日皮下注射[60]。

> **案例 43-2,问题 6:** S. L. 的羟考酮控释片和氨酚羟考酮片需要服用多久?

患者通常需要规律服用缓释的阿片类药物来发挥镇痛的作用,同时在外科术后立即接受积极的物理治疗或康复疗法。对于大多数患者来说,返回家中后在进行短期康复的过程中可能会在必要时联合氨酚羟考酮片来进行镇痛。但是不鼓励长期使用阿片类药物治疗慢性疼痛,除非获益大于风险。

老年人合并症

> ### 案例 43-3
>
> **问题 1:** L. P. 是一名76岁的老年女性,近期由于要接受右髋关节置换术而入院。她之前的所有的保守治疗都失败了。她的既往病史包括2型糖尿病,高血压,高脂血症,左膝和右髋关节骨关节炎及2年前进行右膝置换术,冠心病以及1年前心肌梗死。药物治疗包括格列吡嗪 10mg 每日早饭前服用,二甲双胍 850mg 每日2次,赖诺普利每日 20mg,阿托伐他汀每日 40mg,琥珀酸美托洛尔每日 100mg,利伐沙班 10mg 每日晚餐时服用1次,阿司匹林 81mg 每日1次,塞来昔布 200mg 每日1次,羟考酮/对乙酰氨基酚 5mg/325mg(右髋疼痛时每4小时1次)。确定 L. P. COX-2 抑制剂使用相关的风险。

合并冠状动脉疾病的老年人使用非选择性 NSAIDs 或 COX-2 抑制剂相关的风险包括血压升高、心力衰竭和心血管疾病恶化。另外,还有肾功能减退和胃肠道出血风险,需要严密监测。推荐最低有效剂量的 NSAIDs 或 COX-2 抑制剂,并尽可能缩短持续治疗的疗程。

> **案例 43-3,问题 2:** 判断 L. P. 髋关节置换术后为预防深静脉血栓所用药物间的相互作用。

应该警惕如果合用利伐沙班会增加出血风险[61]。在这个案例中,L. P. 在心梗后需要使用阿司匹林用于保护心血管。另外在髋关节置换术后加用塞来昔布控制疼痛。抗血小板药物的加入以及 NSAIDs 与口服抗凝药物合用会增加出血风险。仔细评估这种联用的风险和获益建议停用 COX-2 抑制剂。

膳食补充剂

膳食补充剂可作为患者的处方药物的替代选择。一些

患者多种处方药治疗失败，或者有不能忍受的副作用。某些患者将膳食补充剂和天然产品混淆，觉得比传统的药物更为安全。在骨关节炎的治疗中，氨基葡萄糖、软骨素和复合制剂被很多患者选择。与很多 OTC 的膳食补充剂一样，这些制剂的生产质量标准和 FDA 批准的药品是不同的。研究者们在评估中发现，氨基葡萄糖、软骨素以及他们的复合制剂在治疗膝关节骨关节炎缓解疼痛方面是无效的。然而值得注意的是，在中度至重度疼痛的亚组中，表现得更为有效。这项试验也包括塞来昔布组，也没有达到满意的治疗结果[62]。一些相似的发现已经公开发表，包括在髋部骨关节炎以及退行性腰椎骨关节炎的治疗中氨基葡萄糖无效[63-65]。最近，在一项双盲，多中心试验将氨基葡萄糖和软骨素的组合与塞来昔布用于膝关节骨关节炎进行了比较[66]。这个试验大概纳入了 600 名患者，6 个月后，在减轻疼痛方面，氨基葡萄糖与软骨素联合用药与塞来昔布相比并不劣效。

用于骨关节炎疼痛、僵硬和不适的非传统替代治疗很少且通常缺乏大规模证据。但是，可以对于特定的患者，对于传统药物治疗失败或拒绝传统药物治疗且希望尝试猫爪草或氨基葡萄糖/软骨素的患者，可进行短期的试验治疗。但是这种推荐不适用于所有患者。

（毛璐 译，满斯亮 校，伍沪生 审）

参考文献

1. Centers for Disease Control and Prevention. Osteoarthritis. http://www.cdc.gov/arthritis/basics/osteoarthritis.htm. Accessed May 18, 2015.
2. Srikanth VK et al. A meta-analysis of sex differences prevalence, incidence and severity of osteoarthritis. Osteoarthritis Cartilage. 2005;13:769–781.
3. Barbour KE et al. Prevalence of doctor-diagnosed arthritis and arthritis-attributable activity limitation-United States, 2010–2012. MMWR Morb Mortal Wkly Rep. 2013;62(44). http://www.cdc.gov/mmwr/pdf/wk/mm6244.pdf. Accessed May 18, 2015.
4. Ma VY et al. Incidence, prevalence, costs, and impact on disability of common conditions requiring rehabilitation in the United States: stroke, spinal cord injury, traumatic brain injury, multiple sclerosis, osteoarthritis, rheumatoid arthritis, limb loss, and back pain. Arch Phys Med Rehabil. 2014;95:986–995 e981.
5. DiCesare PE et al. Pathogenesis of osteoarthritis. In: Firestein GS et al, eds. Kelley's Textbook of Rheumatology. Vol 2. 9th ed. Philadephia, PA: Elsevier Saunders; 2013:1617–1635.
6. Bannuru RR et al. Pharmacologic interventions for knee osteoarthritis. Ann Intern Med. 2015;162(9):672.
7. Bannuru RR et al. Comparative effectiveness of pharmacologic interventions for knee osteoarthritis: a systematic review and network meta-analysis. Ann Intern Med. 2015;162(1):46–54.
8. Machado GC et al. Efficacy and safety of paracetamol for spinal pain and osteoarthritis: systematic review and meta-analysis of randomised placebo controlled trials. BMJ. 2015;350:h1225.
9. Nelson AE, Jordan JM. Clinical features of osteoarthritis. In: Firestein GS et al, eds. Kelley's Textbook of Rheumatology. Vol 2. 9th ed. Philadelphia, PA: Elsevier Saunders; 2013:1636–1645.
10. Lozada C. Treatment of osteoarthritis. In: Firestein GS et al, eds. Kelley's Textbook of Rheumatology. Vol 2. 9th ed. Philadelphia, PA: Elsevier Saunders; 2013:1646–1659.
11. McAlindon TE et al. OARSI guidelines for the non-surgical management of knee osteoarthritis. Osteoarthritis Cartilage. 2014;22:363–388.
12. Zhang W et al. OARSI recommendations for the management of hip and knee osteoarthritis, Part II: OARSI evidence-based, expert consensus guidelines. Osteoarthritis Cartilage. 2008;16:137–162.
13. McKnight PE et al. A comparison of strength training, self-management, and the combination for early osteoarthritis of the knee. Arthritis Care Res (Hoboken). 2010;62:45–53.
14. Hochberg MC et al. American College of Rheumatology 2012 recommendations for the use of nonpharmacologic and pharmacologic therapies in osteoarthritis of the hand, hip, and knee. Arthritis Care Res (Hoboken). 2012;64:465–474.
15. Doi T et al. Effect of home exercise of quadriceps on knee osteoarthritis compared with nonsteroidal antiinflammatory drugs: a randomized controlled trial. Am J Phys Med Rehabil. 2008;87:258–269.
16. Wang C et al. Tai Chi for treating knee osteoarthritis: designing a long-term follow up randomized controlled trial. BMC Musculoskelet Disord. 2008;9:108.
17. Fernandes L et al. EULAR recommendations for the non-pharmacological core management of hip and knee osteoarthritis. Ann Rheum Dis. 2013;72:1125–1135.
18. Zhang W et al. EULAR evidence based recommendations for the management of hip osteoarthritis: report of a task force of the EULAR Standing Committee for International Clinical Studies Including Therapeutics (ESCISIT). Ann Rheum Dis. 2005;64:669–681.
19. Brown GA. AAOS clinical practice guideline: treatment of osteoarthritis of the knee: evidence-based guideline, 2nd edition. J Am Acad Orthop Surg. 2013;21:577–579.
20. Draganov P et al. Alcohol-acetaminophen syndrome. Even moderate social drinkers are at risk. Postgrad Med. 2000;107:189–195.
21. Altman RD et al. Three-month efficacy and safety of acetaminophen extended-release for osteoarthritis pain of the hip or knee: a randomized, double-blind, placebo-controlled study. Osteoarthritis Cartilage. 2007;15:454–461.
22. Herndon CM. Topical delivery of nonsteroidal anti-inflammatory drugs for osteoarthritis. J Pain Palliat Care Pharmacother. 2012;26:18–23.
23. Simon LS et al. Efficacy and safety of topical diclofenac containing dimethyl sulfoxide (DMSO) compared with those of topical placebo, DMSO vehicle and oral diclofenac for knee osteoarthritis. Pain. 2009;143:238–245.
24. Tugwell PS et al. Equivalence study of a topical diclofenac solution (pennsaid) compared with oral diclofenac in symptomatic treatment of osteoarthritis of the knee: a randomized controlled trial. J Rheumatol. 2004;31:2002–2012.
25. Stanos S. Osteoarthritis guidelines: a progressive role for topical NSAIDs. J Am Osteopath Assoc. 2013;113:123–127.
26. Horizon. Pennsaid prescribing information. 2015.
27. Chou R et al. Comparative Effectiveness and Safety of Analgesics for Osteoarthritis. Rockville, MD; 2006.
28. Makris UE et al. Adverse effects of topical nonsteroidal antiinflammatory drugs in older adults with osteoarthritis: a systematic literature review. J Rheumatol. 2010;37:1236–1243.
29. Lohmander LS, Roos EM. Clinical update: treating osteoarthritis. Lancet. 2007;370:2082–2084.
30. Lanza FL et al; Practice Parameters Committee of the American College of G. Guidelines for prevention of NSAID-related ulcer complications. Am J Gastroenterol. 2009;104:728–738.
31. Barthelemy O et al. Impact of non-steroidal anti-inflammatory drugs (NSAIDs) on cardiovascular outcomes in patients with stable atherothrombosis or multiple risk factors. Int J Cardiol. 2013;163:266–271.
32. Bennett JS et al. The use of nonsteroidal anti-inflammatory drugs (NSAIDs): a science advisory from the American Heart Association. Circulation. 2005;111:1713–1716.
33. Solomon DH. Selective cyclooxygenase 2 inhibitors and cardiovascular events. Arthritis Rheum. 2005;52:1968–1978.
34. Ellison J, Dager W. Recent FDA warning of the concomitant use of aspirin and ibuprofen and the effects on platelet aggregation. Prev Cardiol. 2007;10:61–63.
35. Bavry AA et al. Nonsteroidal anti-inflammatory drugs and cardiovascular outcomes in women: results from the women's health initiative. Circ Cardiovasc Qual Outcomes. 2014;7:603–610.
36. Fosbol EL et al. Cause-specific cardiovascular risk associated with nonsteroidal antiinflammatory drugs among healthy individuals. Circ Cardiovasc Qual Outcomes. 2010;3:395–405.
37. Farkouh ME et al. Cardiovascular outcomes in high risk patients with osteoarthritis treated with ibuprofen, naproxen or lumiracoxib. Ann Rheum Dis. 2007;66:764–770.
38. Hirayama A et al. Assessing the cardiovascular risk between celecoxib and nonselective nonsteroidal antiinflammatory drugs in patients with rheumatoid arthritis and osteoarthritis. Circ J. 2014;78:194–205.
39. Danesh BJ et al. Comparison of the effect of aspirin and choline magnesium trisalicylate on thromboxane biosynthesis in human platelets: role of the acetyl moiety. Haemostasis. 1989;19:169–173.
40. Antman EM et al. Cyclooxygenase inhibition and cardiovascular risk. Circulation. 2005;112:759–770.
41. Goldstein JL et al. Celecoxib plus aspirin versus naproxen and lansoprazole plus aspirin: a randomized, double-blind, endoscopic trial. Clin Gastroenterol Hepatol. 2007;5:1167–1174.

42. Chan FK et al. Celecoxib versus omeprazole and diclofenac in patients with osteoarthritis and rheumatoid arthritis (CONDOR): a randomized trial. *Lancet*. 2010;376:173–179.

43. Masso Gonzalez EL et al. Variability among nonsteroidal antiinflammatory drugs in risk of upper gastrointestinal bleeding. *Arthritis Rheum*. 2010;62:1592–1601.

44. Laine L et al. How common is diclofenac-associated liver injury? Analysis of 17,289 arthritis patients in a long-term prospective clinical trial. *Am J Gastroenterol*. 2009;104:356–362.

45. Ultram. Full Prescribing Information. 2008. **http://www.accessdata.fda.gov/drugsatfda_docs/label/2009/020281s032s033lbl.pdf**. Accessed November 24, 2015.

46. Park SH et al. Serotonin syndrome: is it a reason to avoid the use of tramadol with antidepressants? *J Pharm Pract*. 2014;27:71–78.

47. Farquhar-Smith P, Gubbay A. Tramadol and acetaminophen combination for chronic non-cancer pain. *Expert Opin Pharmacother*. 2013;14:2297–2304.

48. Chou R et al. Clinical guidelines for the use of chronic opioid therapy in chronic noncancer pain. *J Pain*. 2009;10:113–130.

49. Nuesch E et al. Oral or transdermal opioids for osteoarthritis of the knee or hip. *Cochrane Database Syst Rev*. 2009:CD003115.

50. Conaghan PG et al. Transdermal buprenorphine plus oral paracetamol vs an oral codeine-paracetamol combination for osteoarthritis of hip and/or knee: a randomised trial. *Osteoarthritis Cartilage*. 2011;19:930–938.

51. Munera C et al. A randomized, placebo-controlled, double-blinded, parallel-group, 5-week study of buprenorphine transdermal system in adults with osteoarthritis. *J Opioid Manag*. 2010;6:193–202.

52. Chappell AS et al. Duloxetine, a centrally acting analgesic, in the treatment of patients with osteoarthritis knee pain: a 13-week, randomized, placebo-controlled trial. *Pain*. 2009;146:253–260.

53. Bellamy N et al. Intraarticular corticosteroid for treatment of osteoarthritis of the knee. *Cochrane Database Syst Rev*. 2006:CD005328.

54. Chevalier X et al. Single, intra-articular treatment with 6 mL hylan G-F 20 in patients with symptomatic primary osteoarthritis of the knee: a randomised, multicentre, double-blind, placebo controlled trial. *Ann Rheum Dis*. 2010;69:113–119.

55. Arrich J et al. Intra-articular hyaluronic acid for the treatment of osteoarthritis of the knee: systematic review and meta-analysis. *CMAJ*. 2005;172:1039–1043.

56. Bellamy N et al. Viscosupplementation for the treatment of osteoarthritis of the knee. *Cochrane Database Syst Rev*. 2006:CD005321.

57. Richette P et al. Effect of hyaluronic acid in symptomatic hip osteoarthritis: a multicenter, randomized, placebo-controlled trial. *Arthritis Rheum*. 2009;60:824–830.

58. Bannuru RR et al. Therapeutic trajectory of hyaluronic acid versus corticosteroids in the treatment of knee osteoarthritis: a systematic review and meta-analysis. *Arthritis Rheum*. 2009;61:1704–1711.

59. Falck-Ytter Y et al. Prevention of VTE in orthopedic surgery patients: Antithrombotic therapy and prevention of thrombosis, 9th Edition: American College of Chest Physicians Evidence-Based Clinical Practice Guidelines. *Chest* 2012;141(2, suppl):e278s–e325s. **http://www.sciencedirect.com/science/article/pii/S0012369212601263?via%3Dihub doi:10.1378/chest.11-2404**. Accessed July 25, 2017.

60. Barras MA et al. Individualized dosing of enoxaparin for subjects with renal impairment is superior to conventional dosing at achieving therapeutic concentrations. *Ther Drug Monit*. 2010;32:482–488.

61. Davidson BL et al. Bleeding risk of patients with acute venous thromboembolism taking nonsteroidal anti-inflammatory drugs or aspirin. *JAMA Intern Med*. 2014;174(6):947–953.

62. Clegg DO et al. Glucosamine, chondroitin sulfate, and the two in combination for painful knee osteoarthritis. *N Engl J Med*. 2006;354:795–808.

63. Rozendaal RM et al. Effect of glucosamine sulfate on hip osteoarthritis: a randomized trial. *Ann Intern Med*. 2008;148:268–277.

64. Sawitzke AD et al. The effect of glucosamine and/or chondroitin sulfate on the progression of knee osteoarthritis: a report from the glucosamine/chondroitin arthritis intervention trial. *Arthritis Rheum*. 2008;58:3183–3191.

65. Wilkens P et al. Effect of glucosamine on pain-related disability in patients with chronic low back pain and degenerative lumbar osteoarthritis: a randomized controlled trial. *JAMA*. 2010;304:45–52.

66. Hochberg MC et al. Combined chondroitin sulfate and glucosamine for painful knee osteoarthritis: a multicentre, randomised, double-blind, non-inferiority trial versus celecoxib. *Ann Rheum Dis*. 2016;75:37–44.

67. Warner TD et al. Nonsteroid drug selectivities for cyclo-oxygenase-1 rather than cyclo-oxygenase-2 are associated with human gastrointestinal toxicity: a full in vitro analysis. *Proc Natl Acad Sci U S A*. 1999;96(13):7563–7568.

44 第44章 类风湿关节炎

Steven W. Chen, Rory E. Kim, and Candace Tan

核心原则	章节案例
1 类风湿关节炎(rheumatoid arthritis,RA)是一种可引起关节畸形的多关节炎和各种关节外表现的慢性全身性炎性疾病。RA 的诊断是基于受累关节、血清学、急性期反应物及症状持续时间判断的。	案例 44-1(问题 1 和 2)
2 RA 的治疗包括非药物治疗(热疗或冷疗、关节活动度训练、物理治疗、职业治疗)和药物治疗[非甾体抗炎药(nonsteroidal anti-inflammatory drugs,NSAIDs),合成(传统和靶向)和生物型缓解病情抗风湿药(disease-modifying antirheumatic drugs,DMARDs),皮质激素],NSAIDs 只能缓解症状,必须谨慎使用,因为有可能导致严重的健康风险,包括胃肠道并发症和心血管血栓栓塞事件。	案例 44-1(问题 3~5) 案例 44-2(问题 1) 案例 44-3(问题 1 和 2) 案例 44-4(问题 1) 案例 44-5(问题 1~3)
3 由于该病有关节破坏的特点,需要在诊断后立即使用 DMARDs。由于疗效肯定、安全、起效快速及很好的成本效益,甲氨蝶呤(methotrexate,MTX)是最普遍的选择。其他传统 DMARDs 或 DMARDs 复方制剂需要根据疾病的严重程度、疾病的持续时间及预后指标来选择。一些传统 DMARDs 由于疗效不好或者潜在的不良反应已经不再使用。无论如何选择 DMARDs,都需要严密的监测。	案例 44-5(问题 4~7) 案例 44-6(问题 1~7) 案例 44-7(问题 1~5)
4 RA 患者如果应用传统单药 DMARDs 效果不理想,无论单独或联合,或有无法忍受的不良反应,则需要考虑加用或换用生物型 DMARDs。这种情况下由于存在严重的不良反应如感染和淋巴瘤的风险,同样需要严密的监测。	案例 44-7(问题 6~8) 案例 44-8(问题 1) 案例 44-9(问题 1)
5 糖皮质激素需要谨慎使用,应用最小有效剂量和最短的治疗时间,糖皮质激素可以在等待 DMARDs 治疗发挥作用的时候非常快速的控制炎症反应。一些罕见的病例,长时间使用糖皮质激素,需要预防激素相关的骨质疏松。虽然全身使用糖皮质激素可以用于短期 RA 活动期,关节内注射糖皮质激素可以非常有效控制疾病爆发但是只限于少数几个关节,关节内注射没有全身使用的不良反应。	案例 44-10(问题 1 和 2)
6 幼年特发性关节炎(juvenile idiopathic arthritis,JIA)描述为影响儿童及青少年的各种关节炎。16 岁以下的患者出现症状包括关节炎症和活动范围受限。与 RA 相比,JIA 的诊断基于临床表现,并且需要排除感染,外伤和其他原因。	案例 44-11(问题 1 和 2)
7 一些非药物的治疗也同样适用于 JIA 作为药物治疗的补充,包括运动,按摩和物理治疗和作业疗法。	案例 44-11(问题 3)
8 JIA 的药物治疗包括 NSAIDs、传统和生物型 DMARDs 及糖皮质激素。	案例 44-11(问题 4~9) 案例 44-12(问题 1) 案例 44-13(问题 1 和 2)

流行病学

关节炎一词涵盖了 100 多种可以引起疼痛、肿胀及导致关节和结缔组织损伤的疾病[1]。类风湿关节炎（rheumatoid arthritis，RA）是一种慢性的系统性的以免疫异常为特点的疾病，可能导致关节破坏和出现广泛的关节外表现。RA 的发生率在世界范围内的发病率是 0.5%~1%，但是不同的地区发病率差异很大[2,3]。在美国，大约有 130 万人患 RA，其中女性是男性的 2~3 倍[3,4]。RA 随着年龄增长患病率增加，平均患病年龄从 1965 年的 63.3 岁，增加到 1995 年的 66.8 岁。RA 相关的年患病率、死亡率和残疾患者随着美国人口年龄的增长在未来还会增加[4]。

病因

RA 的病因目前仍然不明，但是像很多自身免疫性疾病一样可能是多种因素共同作用的结果（如遗传易感性、环境影响、随着年龄增长带来的骨骼肌肉和免疫系统改变）[3]。RA 的发病可能在临床症状发生的几年前，特定基因激活导致先天免疫活动导致的级联反应[3]。遗传因素可能占到 50%~60%。最强相关的基因包括：主要组织相容复合体（major histocompatibility complex，MHC）的 HLA-DRB1 基因和染色体 1 的 PTPN22 基因。目前吸烟与 RA 的关联性还没有得到流行病学的明确证实，但吸烟会增加类风湿因子（rheumatoid factor，RF）和抗环状瓜氨酸肽抗体（anti-cyclic citrullinated peptide antibody，anti-CCP）。RA 相关的临床标志物已被证实可使 RA 的风险增加 1 倍[5,6]。女性性激素也可能在 RA 发展中发挥作用。女性 RA 的发病高峰是 50 多岁，就是女性进入绝经期或围绝经期的时候。雌激素有激活免疫系统的作用；孕妇的 RA 症状常常得到缓解，而妇女口服避孕药对于 RA 的进展有保护作用[2,6]。同时饮食中富含鱼类、橄榄油或其他欧米伽-3 脂肪酸的食物会降低 RA 的风险[5]。

病理生理学

RA 的药物治疗靶点是导致滑膜衬里的持续炎症并最终导致关节破坏的炎症级联的组分[7]。RA 导致关节破坏，开始是由于包绕关节间隙的滑膜出现炎症。通常是滑膜增生和血管翳形成。血管翳是一个充满了高度腐蚀性的炎症渗出物，渗入关节软骨（导致关节间隙变窄），侵蚀骨骼（导致骨质疏松），破坏关节周围结构（韧带，肌腱），导致关节变形（图 44-1）[7,8]。

正常情况下，机体可以区别自我（例如，自身产生的蛋白）和非我（例如，异物如细菌和病毒）。在某种情况下，免疫细胞（T 或 B 淋巴细胞）在胸腺或骨髓发育过程中可以对自体蛋白做出应答。这种发育中的细胞通常在释放前被杀死或者灭活，但有时，自身免疫细胞可以逃脱破坏而在数年后开始活化从而导致自身免疫反应。一些专家认为 RA 最开始的激活是由细菌（可能是链球菌属）或病毒包含的蛋白引起，由于它们和组织蛋白有相似的氨基酸序列，但是这种假设仍然有争议[5]。当活化的物质（包括自身视为目标的免疫细胞）到达关节，发生复杂的细胞与细胞相互作用，导致 RA 的病理改变。

开始的自身免疫反应发生在抗原呈递细胞（antigen-presenting cells，APC）之间，由 II 型 MHC 分子和 CD4 家族 T 淋巴细胞产生（图 44-2）。再者，B 细胞（之前认为在免疫应答中没有什么作用）可以活化，导致抗体（包括 RF 和 anti-CCP）、促炎细胞因子产生和多形核白细胞聚集，释放细胞毒素和其他物质来侵蚀滑膜和关节结构。B 细胞同样扮演了 APCs 的角色，导致 T 细胞活化和加速免疫反应过程[7,8]。T 细胞活化需要两个信号：①APC 上的 II 型 MHC 抗原分子与 T 细胞受体结合产生特殊的抗原信号；②结合了 CD39 的 T 细胞和 APC 上的 CD80 或 CD86 结合。T 细胞活化可导致巨噬细胞活化和细胞因子分泌，并可产生介导炎症反应的多肽类物质和直接破坏细胞和组织的细胞毒素。致炎细胞因子如白介素-1 和 TNF-α 刺激滑液成纤维细胞和软骨细胞在附近的关节软骨分泌酶类，导致蛋白聚糖和胶原组织分解。在健康人群，这种免疫促炎细胞因子

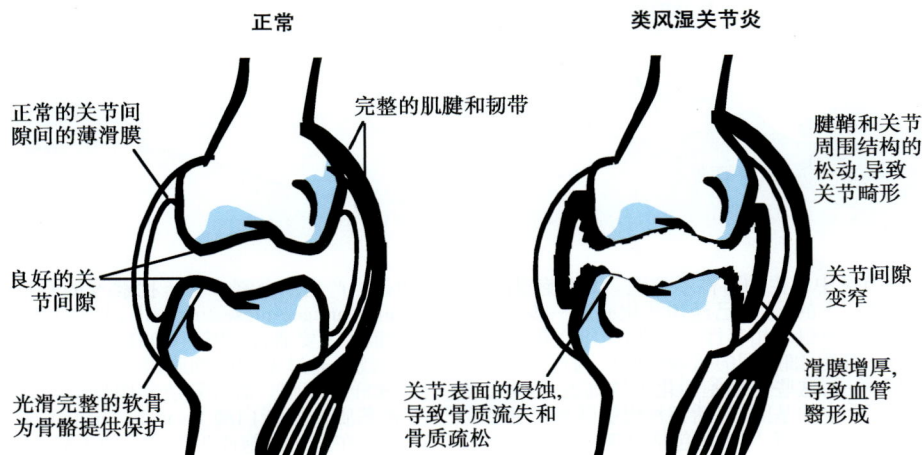

图 44-1　类风湿关节炎的关节改变

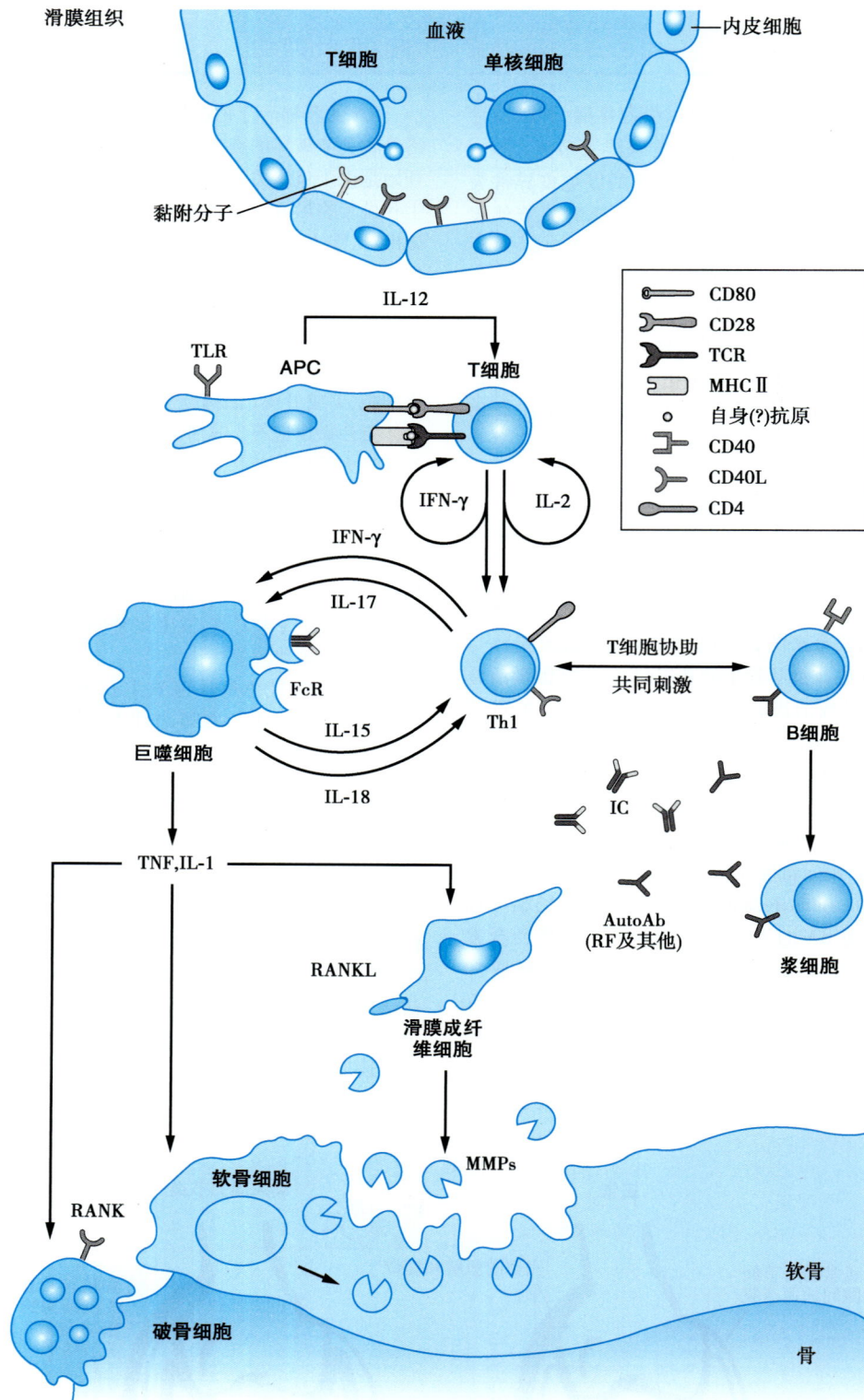

图 44-2 类风湿关节炎中发生的事件示意图。T 细胞浸润滑膜最初是由产生白介素-2 和干扰素-γ 的 CD4+记忆细胞或相似的滑膜抗原 T 细胞产生的,这些已经预活化或进一步被抗原呈递细胞(antigen-presenting cells,APCs)激活。与关节源性的自身抗原和适当的主要组织相容性复合体(MHC)Ⅱ 类分子,共同刺激(主要通过 CD80、CD81 和 CD28)和一些细胞因子(IL-1,IL-15,IL-18)。细胞-细胞间的接触(例如,通过 CD11-和 CD69-调解)通过不同的细胞因子,例如 IFN-γ、肿瘤坏死因子(TNF-α)和 IL-17 完成,这些 T 细胞活化单核细胞,巨噬细胞,滑膜成纤维细胞。通过复杂的信号传导通路,这些细胞因子通过激活多种炎症反应的基因,包括各种组织降解的细胞因子类和基质金属蛋白酶类(matrix metalloproteinases,MMP)基因编码。肿瘤坏死因子-α 和 IL-1 还包括巨噬细胞表达的 RANK,干扰在间质细胞或 T 细胞上的 RANKL,分化成导致骨吸收和骨破坏的破骨细胞。而且,软骨细胞变的活跃,导致 MMPs 释放。初始的事件可能还涉及:在 T 细胞参与前,通过激活 Toll 样受体(TLRs)使 APCs 活化。RANK,受体活化的核因子-κB;RANKL,RANK 配体;RF,类风湿因子;TCR,T-cell 受体

（如 IL-1、IL-6 和 TNF-α）和抗炎细胞因子［如 IL-1 受体抗体（IL-1Ra）、IL-4、IL-10 和 IL-11］之间的调节过程是平衡的。在 RA 患者的滑膜上，这种平衡中促炎细胞因子增加，导致了持续的炎症反应和组织破坏。

临床表现、诊断和疾病进程

案例 44-1

问题 1：T. W.，女性，42 岁，60kg，既往体健，自觉晨僵数小时，疲劳，全身肌肉关节疼痛 4 个月。患者还诉眼睛发红，而且眼干明显。她的症状从 1 个半月前逐渐加重，导致她活动受限。她手关节肿胀无法带结婚戒指。体格检查示双手掌指关节（metacarpophalangeal，MCP）和近端指间关节（interphalangeal，PIP）和双足跖趾关节对称性肿胀压痛和局部皮温增高。相关实验室检查包括：

血沉：52mm/h（参考范围：男性 0~15mm/h，女性 0~20mm/h）

CRP：2.1mg/dl（参考范围 0~0.5mg/dl）

血红蛋白：10.6g/dl

红细胞比容：33%

血小板：480 000/μl

白蛋白：3.8g/dl

血清铁：40μg/dl

总铁结合量：275mg/dl

抗-CCP 阳性：82units（参考范围<20units/ml）

RF 阳性：1∶320 乳胶固定法（参考范围<1∶80）

检测抗核抗体（antinuclear antibodies，ANA）以及结核菌素实验阴性。她的尿酸正常。X 线片显示手和足软组织肿胀，关节间隙变窄，双侧 MCP 和 PIP 关节边缘侵蚀，无钙化。其他实验室检查及查体正常。那么哪些症状和体征证明 T. W. 是 RA。

超过 50% 的 RA 病例，像 T. W. 一样，在几周到几个月内症状缓慢发作，但是也有多达 15% 的患者出现急性发作的 RA，症状在几天内迅速发展。症状可能局限在关节也可能是全身，包括非特异性症状，如疲乏、虚弱、肌肉疼痛、体重减轻和低热。关节受累的特征是软组织肿胀和皮温升高，活动范围（range of motion，ROM）受限，有时受累关节周围肌肉萎缩。最常见的主诉包括多个关节的疼痛和僵硬。典型的症状，正如 T. W. 一样表现为对称性腕关节，近端指间关节和掌指关节肿痛，虽然随着疾病的进展后期可能出现不对称的关节受累。通常首先累及手，手腕和足等外周关节。对于关节炎症反应，患者通常表现为清晨持续至少 30~45 分钟的晨僵，随后可以持续全天，但是强度降低[10,11]。持续超过 1 小时的晨僵很少发生在 RA 以外的其他疾病中[12]。

基本上，任何或所有的活动关节（肘、膝、肩、踝关节、髋关节、颞下颌关节、胸锁关节、盂肱关节）都可能受累（图 44-3）。关节受累的表现是软组织肿胀和皮温增高，活动范围受限，有些时候关节周围的肌肉会发生萎缩。疾病进展的特点是不可逆的关节畸形，如尺偏（图 44-4）、钮扣花畸形（DIP 关节过伸和 PIP 关节屈曲），或者天鹅颈样畸形（PIP 关节过伸和 DIP 关节屈曲）（图 44-5）。相似的不可逆畸形也可以发生在足部。患有更多侵袭性疾病（多关节受累，RF 阳性）的患者在发病后 2 年内发生关节损伤或破坏的概率大于 70%[13]。

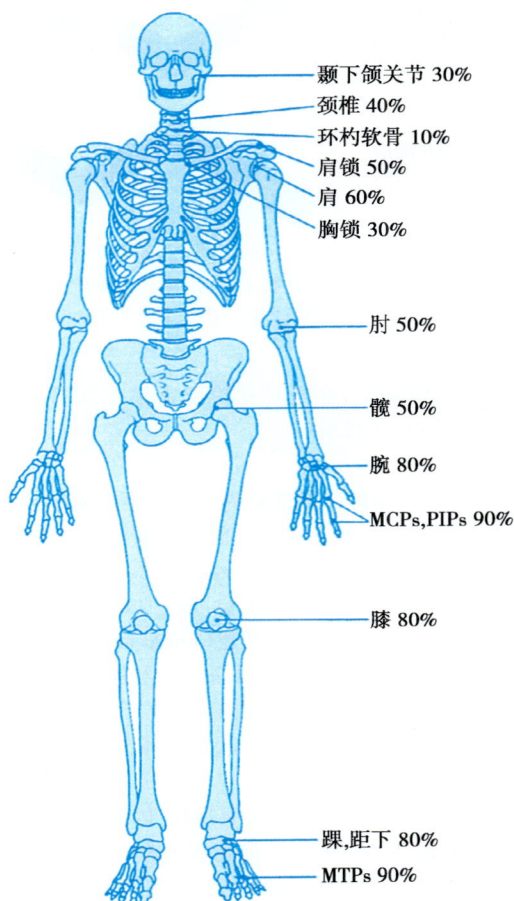

图 44-3 类风湿关节炎不同关节累及的频率。MCPs，掌指关节；MTP，跖趾关节 PIPs，近端指间关节

颞下颌关节 30%
颈椎 40%
环杓软骨 10%
肩锁 50%
肩 60%
胸锁 30%
肘 50%
髋 50%
腕 80%
MCPs，PIPs 90%
膝 80%
踝，距下 80%
MTPs 90%

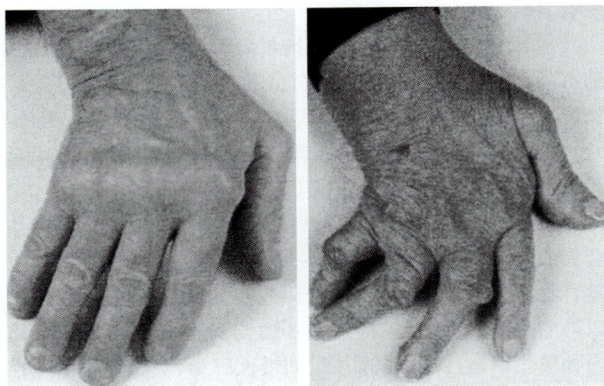

图 44-4 尺偏和掌指关节（左图）可能会发展为更明显的侧偏与伸肌腱半脱位（右手指；右图）

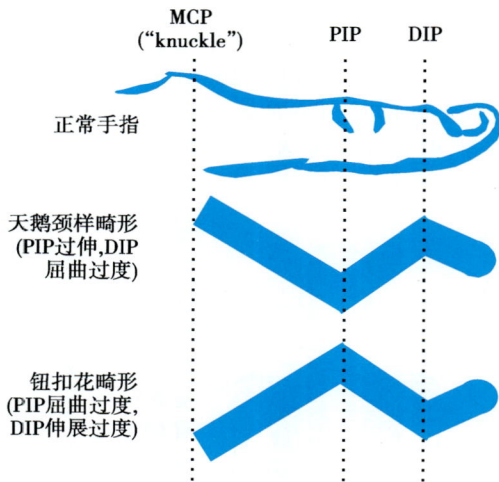

正常手指

天鹅颈样畸形
(PIP过伸,DIP
屈曲过度)

钮扣花畸形
(PIP屈曲过度,
DIP伸展过度)

图 44-5　类风湿关节炎特有的指畸形。DIP,远端指间关节；MCP,掌指关节；PIP,近端指间关节

案例 44-1,问题 2：哪些试验检查指标可以用于监测 T. W. 的 RA 疾病进展？

对 RA 患者体检评估是监测和评估患者病情的基础。选择膝盖、肩膀、手、臀部或下背部进行基本肌肉骨骼检查可以参看 http://meded. ucsd. edu/clinicalmed/joints. htm。

2010 年,美国风湿病学会(American College of Rheumatology,ACR)和欧洲抗风湿病联盟(European League Against Rheumatism,EULAR)制定了新的 RA 分类标准。与先前在 1987 年概述的标准相比,新分类的目的是在疾病早期识别患者,以便尽快开始治疗干预,最终减少疾病进展并改善预后[14]。

因该病无特异性生化实验室指标,因此 RA 的诊断基于多种临床标准(表 44-1)。出现临床滑膜炎(肿胀)的个体,如果其他鉴别诊断疾病如系统性红斑狼疮,银屑病性关节炎或痛风等无法解释时,则应进行 RA 检测。新分类系统中的 RA 标准包括量化关节受累数目、症状持续时间以及自身抗体检测和急性期反应物[11,14-16]。基于这四个类别的分数计算,总分大于 6 分或者更高,如 T. W. 10 分,表明患有 RA。

尽管类风湿因子(RF)和抗瓜氨酸肽(抗 CCP)比红细胞沉降率(ESR)或 C 反应蛋白(CRP)更具特异性,但是单独看每个慢性系统自身免疫病的实验室指标都不是 RA 特异性的。自身免疫性疾病通常以自身抗体为特征,50%～80% 的 RA 患者具有 RF 或抗 CCP 阳性或两者均阳性。

自身抗体的 IgM 或 IgG 型、RF 与 IgG 的 Fc 部分异常结合形成免疫复合物。在 75%～80% 的 RA 患者中发现免疫复合物。但是它也可能存在于高达 5% 的健康个体和 RA 以外的疾病患者中,包括几乎任何与免疫复合物形成或高丙种球蛋白血症相关的病症[如慢性感染、淋巴组织增生性疾病和肝脏疾病、系统性红斑狼疮和干燥综合征(Sjögren's syndrome)]。至少 1:160 的 RF 滴度被认为是阳性,并且大多数 RA 患者(例如 T. W.)通常滴度至少 1:320[9,17]。总

体而言,RF 既不敏感也不足以独立诊断 RA,但是在大多数患者中发现它,并且疾病早期的较高滴度通常与疾病严重性和进展相关[18]。

表 44-1
类风湿关节炎分类标准

标准	评分[a]
累及关节	
1 个大中关节[b]	0
2～10 个大中关节	1
1～3 个小关节[c]	2
4～10 个小关节	3
>10 个小关节	5
血清学[d]（必需 ≥1 项）	
RF 阴性 anti-CCP 阴性	0
RF 低滴度阳性或 anti-CCP 低滴度阳性	2
RF 高滴度阳性或 anti-CCP 高滴度阳性	3
急性期反应物	
正常 CRP 和正常 ESR	0
异常 CRP 或异常 ESR	1
症状持续时间	
<6 周	0
≥6 周	1

[a] 基于分数的算法:将所有类别的分数累加;各类分数相加分数≥6/10 明确为 RA。
[b] 肩、肘、髋、膝和踝。
[c] 掌指关节,近端指间,第二至第五跖趾关节,拇指指间关节和腕关节。
[d] 阴性 IU≤正常上限(ULN);弱阳性,IU 高于 ULN 但是≤3 倍 ULN;强阳性,>3 倍 ULN;如果 RF 检测只能得出阳性或阴性,则阳性解释为弱阳性

瓜氨酸是一种非标准氨基酸,也是 RA 抗原性的关键组分,比 RF 更具特异性。瓜氨酸蛋白和抗-CCP 抗体在炎症的滑膜聚集。抗-CCP 抗体在 50%～60% 的早期 RA 的患者中可以检测到,而抗-CCP 抗体特异性很高,可以达到 90%～95%[9]。早在症状出现前 1. 5～9 年就存在抗 CCP 抗体,提示这些抗体在 RA 中具有致病作用[19,20]。anti-CCP 阳性较 anti-CCP 阴性或者 RF 阳性的 RA 患者更可能和关节侵蚀的严重程度相关。总体而言,anti-CCP 抗体检测阳性对于 RA 有更高的特异性,可以预示 RA 的进展,是侵蚀性疾病过程的标志物,同时合并 RF 阳性时 RA 特异性高达 99. 5%,这使 T. W. 不是 RA 的可能性极小[9,21]。

非特异性炎症标志物包括 ESR 和 CRP,但不幸的是,这些急性期的反应物并非疾病特异性的。

T. W. 的血液学检查与轻度、慢性炎症相一致。虽然她的血清铁浓度降低，但她铁结合力正常，因此不能诊断缺铁性贫血。她的贫血可能是由于网状内皮组织释放铁障碍，对铁剂治疗预期效果不佳。轻度的红细胞增多症是全身炎症反应的另一个证据。炎症指标可以通过有效的药物治疗来改善，和许多 RA 的临床特征一起，是监测疾病活动和治疗反应的指标。

最后，T. W. 的 ANA 检测排除了系统性红斑狼疮。但是，ANA 在 10%~70% 的 RA 患者中可能是阳性的[14]。

关节外表现和并发症

经典的 RA 表现为关节受累；然而，高达 46% 的患者表现出慢性的关节外器官系统受累的全身性系统性疾病。这些表现与较高的疾病活动度相关[22]。全身受累的患者死亡率高于非全身受累的患者，提示早期治疗可降低 RA 并发症的风险和严重程度[22,23]。

类风湿结节发生在 15% 至 20% 的患者中，通常出现在伸肌表面，肌腱附着点上。胸膜肺部表现包括肺结节，肺纤维化和胸膜炎；间质性肺炎和肺血管系统动脉炎虽然罕见，但可能会危及生命。血管炎很少发生，但常在长病程且严重患者中更常见。并发症包括皮肤溃疡、周围神经病和器官动脉炎[10]。

一些关节外表现以综合征的形式出现。Sjögren 综合征包括干眼症（干燥性角膜结膜炎）、口干（口干症）和结缔组织病。T. W. 的眼部疾病可能是她 RA 的关节外表现。Felty 综合征的特征是慢性关节炎、脾肿大和中性粒细胞减少症；也可能存在血小板减少症、贫血和淋巴结病[10]。

患有 RA 的个体的平均预期寿命比非 RA 人群短 3~10 年，预期寿命与疾病的严重程度相关[5,24]。死亡率可能与心血管疾病相关，成年 RA 死亡患者中，约 1/3~1/2 是由于心血管疾病，而未患 RA 人群死亡中仅 1/5~1/4 是由于心血管疾病。RA 患者发生心肌梗死的几率增高 2~3 倍，同时心肌梗死的存活率也更低。RA 患者心血管疾病风险管理包括每年对所有的患者进行心血管风险的评估，将存在大于一个严重疾病的患者风险评分乘以 1.5，应用他汀类和心血管药物来降低心血管风险，当处方非甾体抗炎药（nonsteroidal antiinflammatory drugs，NSAIDs）时需要考虑心血管风险，同时要戒烟（表 44-2）[25]。最后，心包炎和心肌炎虽然罕见，但也可能发生。

表 44-2

RA 患者减少心血管风险推荐[a]（证据等级[b]）

1. RA 是一种会增加心血管风险的疾病，增加心血管病的发生率是由于增加传统的心血管风险因子以及炎症负荷。虽然循证数据较少，但是同样适用于强直性脊柱炎和银屑病关节炎（2b~3/B）
2. 为了降低心血管风险，需要充分的控制类风湿关节炎疾病的活动（2b~3/B）
3. 所有的类风湿关节炎患者需要每年应用全国的指南进行心血管风险的评估。对于强直性脊柱炎的患者和银屑病关节炎的患者也需要如此。当抗风湿治疗改变时，需要再次做风险评估（3~4/C）
4. 对于 RA 患者，如果具备以下 3 项，则危险因素评分应该乘以 1.5：病程超过 10 年，RF 或抗 CCP 阳性，存在确定的关节外表现（3~4/C）
5. 当使用系统的冠状动脉粥样硬化风险评价模型用于心血管风险的评估时，需要应用甘油三酯与高密度脂蛋白胆固醇的比值（3/C）
6. 根据国家指南进行心血管危险因素管理的干预（3/C）
7. 首选的治疗方案是他汀类药物、血管紧张素转换酶抑制剂或血管紧张素 II 受体阻滞剂（2a~3/C~D）
8. COX-2 抑制剂和非甾体类抗炎药对心血管风险不完全确定，有待进一步研究，因此临床需要谨慎使用这些药物，特别是对于有心血管疾病高危因素和有心血管疾病的患者（2a~3/C）
9. 当使用糖皮质激素时，需要使用最低的允许剂量（3/C）
10. 需要鼓励患者戒烟（3/C）

[a]保护心血管的治疗目标是 10 年内心血管风险达到"稳定"的标准
[b]证据等级：1A，来自随机对照实验的 meta 分析；1B，至少根据一项随机对照试验；2A，来自至少一项对照非随机试验，2B，至少 1 项准试验研究；3，来自描述性研究，如对比研究，统计学研究或病例对照研究；4，来自专家委员会的报告或来自临床专家的意见，直接推荐的建议；A 级，1 级证据；B 级，2 级证据或 1 级证据的外推建议；C 类，3 级证据或由 1 和 2 级证据的推断建议；D 类，4 级证据或有 2 和 3 类证据的推断建议。
来源：Peters MJ et al. EULAR evidence-based recommendations for cardiovascular risk management in patients with rheumatoid arthritis and other forms of inflammatory arthritis. *Ann Rheum Dis.* 2010;69:325.

治疗

RA 的治疗目标是通过维持或改善症状（例如关节疼痛和肿胀）来实现功能最大化，保持关节功能，并防止畸形以最终改善生活质量和延迟残疾。缓解或控制疾病活动度的治疗涉及综合干预。从诊断开始早期药物治疗对于 RA 护理质量至关重要[26-28]。其他支持性干预措施包括休息，运动和物理治疗，职业治疗和情感支持。

案例 44-1，问题 3：在 T. W. 治疗 RA 的过程中可以使用哪些非药物治疗？

全身和关节休息（通过夹板固定受累关节实现）可以显著减少炎症。在慢性疲劳诱发的疾病如 RA 中，休息和充足的睡眠尤为重要。因此，T. W. 应经常休息，特别是在急性炎症期时，但白天休息时间应限制在 30～60 分钟，因为长时间休息也会导致力量和耐力的快速丧失。关节夹板通常在炎症活动期间的白天和晚上都要使用，然后在炎症停止后仅在夜间使用持续数周[29]。

应为 T. W. 规定被动 ROM 练习。因为它们可以最大限度地减少肌肉萎缩和屈曲挛缩，保持关节功能，而不会增加炎症或疾病的影像学进展[29,30]。规律有氧运动，如骑自行车，游泳或步行，也可以增强肌肉功能和关节功能[31]。总而言之，锻炼身体和作业治疗可以为日常生活活动受损的患者提供有价值的帮助，从而最大限度地提高自理能力。一些矫形器——固定在患者身体任何部位的医疗设备，旨在支撑、固定、定位、纠正或预防畸形，或改善功能——可以减轻 RA 患者的目标关节疼痛和炎症或改善关节功能[32]。

最后情绪支持疗法应该应用于所有的患者包括 T. W.。和所有的慢性疾病一样，可能导致生活不能自理、失去自尊、失业和朋友家人人际关系的改变，可导致抑郁症 2～3 倍的增加[33,34]。

不同专业的专家们（如物理治疗师、职业治疗师、社会工作者、健康教育工作者、精神科医生、临床心理学家、医师、职业康复治疗师、药剂师）根据 T. W. 的需要，应该进行会诊。列如，药师在门诊可以对 RA 患者的药物治疗和不良反应进行监测，与其他专业的人员一起指导患者选择恰当的药物治疗并且明确治疗预期[35]。

文献证据不支持使用水疗和热疗法，如超声波，电疗法（例如经皮神经刺激和肌肉电刺激），以及激光疗法治疗 RA。在活动性关节炎症期间应该避免一般的热疗，因为热可以进一步加剧疼痛和肿胀[36]。

虽然可以通过保守治疗来控制 RA 的症状，但是需要更积极的治疗来预防疾病进展和残疾。非甾体抗炎药（NSAIDs）通常用于提供快速的抗炎和镇痛作用。然而，与 DMARDs 相比，它们不能预防或减缓关节破坏，应当用于在等待 DMARDs 起效期间快速缓解症状。DMARDs 改变了长期的疾病进程。因此，它们是药物治疗的支柱，应该在所有患者被诊断出 RA 后立即开始使用[26-28]。根据关节功能、疾病活动程度、患者年龄、性别、职业、家庭负担、药物成本和以前治疗的结果等选择具体的治疗方案。DMARDs 分为两类：合成型 DMARDs（sDMARDs）和生物型 DMARDs（bDMARDs）。随着最近托法替布的出现，EULAR 进一步将 sDMARDs 细分为传统 sDMARDs（csDMARDs）和靶向 sDMARDs（tsDMARDs）[26,27]。

csDMARDs[如羟氯喹（HCQ）、柳氮磺胺吡啶（SSZ）、甲氨蝶呤（MTX）和来氟米特（LEF）]已证明具有减缓疾病进展的能力。这些药物单独或组合被认为是大多数患者的初始治疗，并且在没有禁忌证的情况下，MTX 因其强大的疗效和良好的安全性而成为首选治疗方法。其他 csDMARDs 如硫唑嘌呤（AZA）、金制剂和 d-青霉胺由于起效缓慢和毒性很少使用[26,27]。第一个也是唯一的 tsDMARDs 制剂，托法替布，可以用于甲氨蝶呤治疗失败或不耐受的中重度

患者[37]。

bDMARDs，也称为抗细胞因子，生物制剂，生物修饰剂或生物反应调节剂，针对炎症介质的生理促效和关节损伤作用，包括 TNF-α、IL-1、IL-6、T 细胞和 B 细胞。该类药物包括 TNF-α 抑制剂[阿达木单抗（ADA）、赛托珠单抗（CZP）、依那西普（ETA）、戈利木单抗［GLM]和英夫利昔单抗（IFX）]、抗 IL-1 受体拮抗剂（阿那白滞素）、抗 B 细胞疗法[利妥昔单抗（RXB）]、IL-6 受体拮抗剂[托珠单抗（TCZ）]和 T 细胞调节剂[阿巴西普（ABT）]。bDMARDs 通常用于 csDMARDs 单一疗法失败或反应不佳的患者[28]。

糖皮质激素也是有效的抗炎剂，可减缓 RA 中关节损伤的进展。但是，由于长期治疗导致严重不良反应，应避免长期全身使用。短期口服治疗可作为早期中到高度活动期，等待 DMARDs 制剂起效时的桥接治疗，或治疗失败的活动期的短期治疗[28]。局部关节内注射可用于单个的关节的炎性发作治疗。

非甾体抗炎药

NSAIDs 在 RA 治疗中具有长期使用历史。它们可以有效缓解疼痛和控制炎症，但不会改变疾病进程[38]。此外，NSAIDs 与 COX 抑制相关的副作用如胃肠道不耐受、肾毒性、出血和心血管事件风险增加有关。由于 RA 患者的心血管死亡风险较高，因此与某些药物相关的心血管风险尤其令人担忧。因此，鉴于安全性和缺乏对疾病的长期控制作用，NSAIDs 的使用应该权衡利弊，并且仅作为 DMARDs 治疗的辅助手段[38,39]。

虽然 NSAIDs 的化学结构不同，但它们通常具有相似的药理学特性（如退热、镇痛、抗炎和抑制前列腺素合成）、作用机制（即抑制 COX 活性）、药代动力学特性（如蛋白结合率高，广泛代谢，以非活性代谢物形式从肾脏清除）和副作用[40]。阿司匹林，一种乙酰化水杨酸盐，是衡量所有其他 NSAIDs 有效性的标准。可以使用其他 NSAIDs，包括非乙酰化水杨酸盐（如双水杨酯、水杨酸胆碱和水杨酸镁）和非水杨酸盐或非阿司匹林 NSAIDs（如布洛芬、萘普生和 COX 抑制剂）。[注意：为简单和清楚起见，NSAIDs 在后文用于描述除乙酰化水杨酸（即阿司匹林）和非乙酰化水杨酸盐以外的 NSAIDs[38-40]。

选择哪种 NSAIDs 需要根据患者的情况、易获得性、花费和安全性等几个方面。几种不同的 NSAIDs 的治疗，甚至是同一化学类别的 NSAIDs 都不同，需要根据患者的个体化选择最佳的治疗方案。

传统合成的缓解病情抗风湿药物（csDMARDs）

除了极少数的例外，每个 RA 患者在诊断后都需要快速的接受 csDMARDs 治疗，来最大限度地减少关节损伤和保持功能，降低心血管疾病风险[26,28]。虽然 csDMARDs 具有潜在的毒性，但是它能够从本质上减轻关节炎症，减少关节破坏，维持关节功能和完整性，最终减少生活不能自理带来的护理开销，而且可以让患者可以保持劳动能力[26,27]。大多数 csDMARDs 起效是很慢的（大约 3～6 个月），但是 SSZ、MTX 和 LEF 可以在 1～2 个月内起效[38]。选择

csDMARDs 时必须考虑一些因素,包括:给药的方便性、是否需要监测、药物和监测的花费、治疗起效的时间及不良反应发生的频率和严重程度。

MTX 是一种叶酸代谢的拮抗物,具有免疫抑制和抗炎的性质,一直保持着在 DMARDs 治疗中的一线地位,因为它相对起效快疗效好而且安全性高[26,28],如果存在 MTX 禁忌证,或者对 MTX 不耐受,则建议使用 LEF 和 SSZ。LEF 的初级代谢产物 A77 1726(M1)几乎具有全部的药理活性。虽然 M1 的确切机制还不清楚,但是 M1 抑制二氢-乳清酸脱氢酶,这是一种在细胞线粒体中的酶,负责催化嘧啶从头合成的重要步骤;这可能是最主要的作用机制。SSZ 似乎通过其一种活性代谢物美沙拉嗪发挥抗炎作用,美沙拉嗪抑制 COX 和脂氧合酶。HCQ 作为单一疗法或与其他药物联用可用于相对较轻的 RA 病例[26]。HCQ 的抗炎作用机制可归因于抑制中性粒细胞和嗜酸性粒细胞的迁移,抗组胺和血清素,或抑制前列腺素合成。由于其他 csDMARDs、bDMARDs 和托法替布具有优越的风险-效益比,因此不再推荐使用硫唑嘌呤、环孢菌素、米诺环素和金制剂等老一代的 csDMARDs[28]。

靶向合成型 DMARDs(tsDMARDs)

最近,ACR 和 EULAR 将托法替布置于其药物目录中,因为 janus 激酶(JAK)抑制剂(一种参与抑制信号转导途径的靶向分子)在机制上与 csDMARDs 不同。托法替布抑制 JAK,即刺激炎性细胞因子的酶;因此,抑制调节白细胞功能和免疫反应,适用于中度至高度疾病活动且 csDMARDs 单药治疗失败的患者[26,28]。

生物型 DMARDs(bDMARDs)

通常,bDMARDs 保留给使用一种或多种 csDMARDs 无反应或反应不佳的患者。ACR 和 EULAR 指南推荐 bDMARDs 用于那些既往已经使用 csDMARDs 单药治疗但仍有中度或高度疾病活动度的 RA 患者中使用[26,28]。ACR 指南还建议在早期的 RA 患者(<6 个月)虽然使用 csDMARDs 单药疗仍有中到高度疾病活动度的患者使用 bDMARDs[28]。从 20 世纪 90 年代开始,一共 9 种生物制剂先后用于 RA 的治疗。最早的生物治疗的目标是致炎细胞因子如 TNF-α 和 IL-1,它们在 RA 的免疫发病过程中扮演了重要的角色[41]。这些细胞因子在类风湿的滑膜组织和滑液中大量存在。大多数的细胞因子可以独立的诱导表达,IL-1 可以自我上调表达[42]。巨噬细胞产生的细胞因子(例如 TNF-α、IL-1、IL-6、IL-8)和 RA 疾病的活动程度和严重程度密切相关。最重要的是,当 TNF-α 或者不同的白介素受到抑制则 RA 得到缓解。近年来,新剂型发展起来,能够针对 RA 的疾病过程更好的靶向治疗,包括 T 细胞共刺激因子抑制剂、耗竭 B 细胞 CD20⁺ 的单抗、及 IL-6 抑制剂[39]。

在被 RA 侵犯的关节中,促炎细胞因子 TNF-α 由活化的巨噬细胞和 T 细胞产生。它在阻止感染播散中扮演了重要的角色,它能够增加血小板的活力和黏附性,导致局部血管栓塞来防止感染的扩散。TNF-α 由于有坏死肿瘤的性质,因而得名。TNF-α 通过结合两个不同炎症细胞的细胞

表面受体 p55 和 p75 来发挥生物效应。这些受体,部分从细胞质扩散到细胞外,与 TNF-α 结合然后延伸到细胞表面。这些受体的可溶性物质可以在血浆和关节滑液中出现,可以调控 TNF-α。

两种方法可以激活 TNF-α:①应用可溶解的 TNF 受体和与高 TNF 结合率的物质(如依那西普);②能对抗 TNF-α 的抗体(如英夫利昔单抗、阿达木单抗、戈利木单抗和赛妥珠单抗)[39]。依那西普是一种重组 TNF 受体-Fc 融合蛋白,可以和细胞外人免疫球蛋白(Ig)-G1 两个 P75 受体 Fc 融合蛋白结合[43,44]。英夫利昔单抗是一种嵌合的 IgG 抗体,可以直接拮抗 TNF-α;阿达木单抗是遗传工程专家合成的人源化 IgG1 单克隆抗体[45,46]。赛妥珠单抗是聚乙二醇(PEG)的人源化抗 TNF 单克隆抗体 Fab 的片段。戈利木单抗是完全人源化抗 TNF-α IgG1 单克隆抗体,它可以中和的是可溶型的和与膜结合的 TNF-α[48,49]。所有的 5 种 TNF-α 抑制剂使 TNF 无法发挥生物活性,这样可以显著延缓 RA 的疾病活动。现在还没有很好的随机对照试验能够证明某一种 TNF-α 抑制剂疗效或安全性优于其他品种[50]。对比几种药物的疗效和安全性,将在"药物治疗"部分中进一步讨论。TNF-α 抑制剂选择可以由成本,保险范围,提供者偏好和患者特异性因素来共同影响。

对于至少对一种 csDMARDs 没有反应的 RA 患者,还推荐了三种非 TNF 生物制剂,包括阿巴西普,利妥昔单抗和托法替布[28]。这些药物中的每一种都具有 T 细胞靶向,B 细胞靶向或 IL-6 靶向的新作用机制。阿巴西普和托珠单抗可与肿瘤坏死因子-α 抑制剂一起视为一线生物型 DMARDs。然而,利妥昔单抗相对于其他 bDMARDs,仅应被视为一线存在禁忌证(如近期淋巴瘤史,存在治疗禁忌的潜伏结核病或脱髓鞘病史)时使用[26]。最后还有一个 bDMARDs,阿那白滞素,由于缺乏相对疗效而很少使用。阿那白滞素是一种重组人白细胞介素-1(IL-1)受体拮抗剂,可抑制细胞因子 IL-1a 和 IL-1b 与其受体的结合[39]。在健康个体中,天然存在的 IL-1Ra 可阻止 IL-1 过表达[41,51]。因此,IL-1Ra 相对 IL-1 产生不足被认为在 RA 活动中有重要作用。除了促炎性质外,IL-1 还会增加软骨损伤并抑制骨形成。尽管有些人可能仍然对阿那白滞素有反应,但是在荟萃分析中并没有显示出与其他 bDMARDs 相当的疗效,并且很少使用[20,27]。阿那白滞素未被收录在最新的 ACR 2015 指南中,主要是因为自 2012 年起没有任何新数据并且临床并不常用于 RA 的治疗[28]。

阿巴西普是一种选择性共同刺激调节剂,抑制 T 细胞活化[52]。T 细胞要想完全活化需要 CD80/CD86:CD28 共同刺激信号[53]。这种共同刺激信号被细胞毒性 T 淋巴细胞相关抗原 4 锁定。阿巴西普,是一种可溶性融合蛋白标记物包括胞外细胞毒性 T 淋巴细胞相关抗原 4 黏附于 IgG1 的 Fc 部分,抑制 T 细胞活化是通过保护 APCs 表面的 CD80 和 CD86 配体不与 T 细胞表面的 CD28 感受器结合[53]。

利妥昔单抗是一种(人鼠)嵌合单克隆抗体,可以和原始 B 细胞和成熟的 B 细胞表面的 CD20 抗原结合,导致外周血,淋巴和骨髓中 B 细胞耗竭[54]。骨髓干细胞,原始 B 细胞和抗体产生的浆细胞不表达 CD20,因此不受 RXB 的

影响。B 细胞在 RA 发病机制中扮演什么角色还不确定。一些研究发现 B 细胞可能通过产生 RF、充当 APCs、激活 T 细胞和产生促炎细胞因子来促进自身免疫和炎症过程[54]。由于其嵌合组合物，RXB 必须与 MTX 一起使用来降低人抗嵌合抗体（human antichimeric antibody，HACA）的形成[55,56]。由于抑制 T 细胞激活和耗竭促炎反应中的 B 细胞，导致该药可以明显减弱 RA 相关炎症反应和关节破坏。

托珠单抗是人源化抗 IL-6 受体抗体。多效致炎细胞因子，IL-6，是由多种细胞包括淋巴细胞、单核细胞和成纤维细胞在复杂的免疫过程（包括 T 细胞和 B 细胞增殖等）中产生。当它与可溶性的 IL-6 受体结合时，IL-6 激活趋化因子产生并上调黏附分子的表达[57]。这导致白细胞在炎症部位聚集，因此 IL-6 在 RA 发生中起很重要的作用[58,59]。在 RA 患者的血清和滑液内发现了高水平的 IL-6。而且 IL-6 可能会诱导破骨细胞增殖，这可能是导致 RA 患者骨破坏的一个因素[58,59]。TZB 是人源性的单克隆抗体，可以和细胞膜上以及可溶性的 IL-6 受体结合。这可以封闭阻止 IL-6 与 IL-6 受体结合，从而阻断 RA 疾病过程中的炎症通路[58,59]。

由于这些药物都有免疫抑制作用，严重感染的患者直至感染得到控制之前应避免使用所有 bDMARDs。所有 5 种 TNF-α 抑制剂及托珠单抗都有严重感染的黑框警告。尽管这些感染主要发生在具有显著感染风险因素的患者中（例如，糖尿病控制不佳，同时使用糖皮质激素或合并 csD-MARDs 治疗），但仍然不应给予下列患者使用生物制剂，包括活动性感染，感染复发病史或者存在医源性易感因素的人群。与 csDMARDs 相比，关于 bDMARDs 是否与严重感染风险增加相关，存在一些争论。最近的一项荟萃分析包括所有现有的 bDMARDs，结论是与 csDMARDs 相比，标准和高剂量生物型 DMARDs 与严重感染风险增加有关。无论患者是否同时使用 csDMARDs，风险都会增加。然而，低剂量 bDMARDs 与风险增加无关[60]。建议所有患者在开始使用 bDMARDs 或托法替布之前进行潜伏性结核感染（LT-BI）筛查。如果确定 LTBI，患者应在开始使用 bDMARDs 或托法替布前至少接受 1 个月的抗结核治疗。患有活动性 TB 的患者应在开始使用 bDMARDs 或托法替布之前完成治疗。治疗期间应监测患者的活动性结核病[28]。

建议患者在开始接受 csDMARDs 或 bDMARDs 治疗前接种以下疫苗：肺炎球菌、流感、乙型肝炎、人乳头瘤病毒和带状疱疹。然而，如果在开始治疗之前没有完成，可以在 csDMARDs 或 bDMARDs 开始后给予除了带状疱疹以外的疫苗。带状疱疹以及任何其他活疫苗不应在接受 bD-MARDs 的患者中使用[28]。

糖皮质激素

糖皮质激素（例如低剂量口服用于多关节受累或关节注射用于单关节受累）可以在疾病发作时根据需要使用，如在等待 DMARDs 起效期间或者疾病发作，或者优化治疗失败时用来控制疼痛和肿胀的症状。糖皮质激素在 RA 中有很长的使用历史，因为它具有强大的抗炎和免疫抑制作用，作为 csDMARDs 或 csDMARDs 联合 bDMARDs 疗法的临床

的治疗基础[26]。低剂量口服糖皮质激素或通过局部注射有效地迅速降低疾病活动和缓解 RA 症状。

糖皮质激素用于那些等待 DMARDs 发挥作用的患者（称为桥接治疗）[28,61]。口服糖皮质激素可以延缓疾病的进程，能够减少影像学的改变 1～2 年[36,61,62]。应用糖皮质激素联合 DMARDs 治疗可以改善临床结局（症状和体征，关节功能和影像学上的破坏）对于 RA 患者优于单独使用 DMARDs[36,61,62]。此外，与较老的标准速释剂相比，针对炎症介质 IL-6 和皮质醇，夜间增加新型改良释放糖皮质激素已经证明可以减少晨僵[63-65]。长期应用糖皮质激素，会发生一些严重的不良反应（如骨质疏松、体重增加、糖尿病、白内障、肾上腺抑制、高血压、感染和伤口难愈）[66]。因此，口服糖皮质激素的剂量需要严格限制，泼尼松 ≤10mg（或相当剂量）需要尽量缩短给药疗程[28]。频繁的糖皮质激素注射可能造成骨和软骨破坏；因此，同一关节注射间隔不要小于 3 个月[66]。

很少使用的 DMARDs 和其他治疗

一些因为不常使用和缺乏任何支持临床获益的新数据，特别是考虑到其他广泛使用的有更好获益风险比的药物出现，一些 DMARDs，包括金制剂、硫唑嘌呤、环孢菌素、米诺环素和阿那白滞素，已经不再纳入 EULAR 和 ACR 的治疗推荐[20-28]。

两类新的 NSAIDs 可以提供胃肠道保护而没有 COX-2 选择特异性[54]。第一类是一氧化氮 NSAIDs，也被称为 COX 抑制一氧化氮供体，是标准的非甾体类抗炎药的结构连接了一氧化氮基团。通过给胃黏膜提供一氧化氮，一氧化氮 NSAIDs 产生具有像前列腺素似的保护胃肠作用而且与传统药物相比胃肠道风险更低[67]。另一类是双重抑制剂的非甾体抗炎药（如 COX 和花生四烯酸盐 5-脂氧合酶），更加拓宽了 NSAIDs 的药理活性。虽然 COX 抑制剂已经明确有胃肠道毒性，花生四烯酸双重酶通路的抑制在动物和人体安全性实验中表现出对胃肠道更小的影响[68,69]。

RA 疫苗也在开发中[70]。目前只完成了 II 期研究，但最近的一项试验证实大多数接受 T 细胞免疫治疗的 RA 患者的临床改善[71]。该 RA 疫苗诱导 T 细胞的特异性免疫应答与抗原结合[70]。针对抗 CCP 抗体自身抗体的免疫调节疗法的另一项试验也证实了患者的临床改善[72]。

DMARDs 药物的临床应用

ACR[27,28]（图 44-6）和 EULAR[27] 都为 RA 中使用 DMARDs 提出了基于证据的建议，分别于 2015 年和 2013 年更新。这两套指南的相似之处比差异更多。最终，治疗方式的选择将基于疗效和安全性数据以及患者的个体化参数。

RA 诊断后应尽快开始 DMARDs 治疗。MTX 仍然是金标准，因为它具有高反应率，轻微副作用，低成本和长期持续疗效，不仅可作为单一疗法，还可与糖皮质激素，其他 cs-DMARD 和 bDMARDs 联合使用[26,28]。此外，MTX 疗法可以降低 RA 患者的心血管发病率和死亡率，这一点很重要，因为 RA 与心血管疾病之间存在密切关联[25]。MTX 治疗

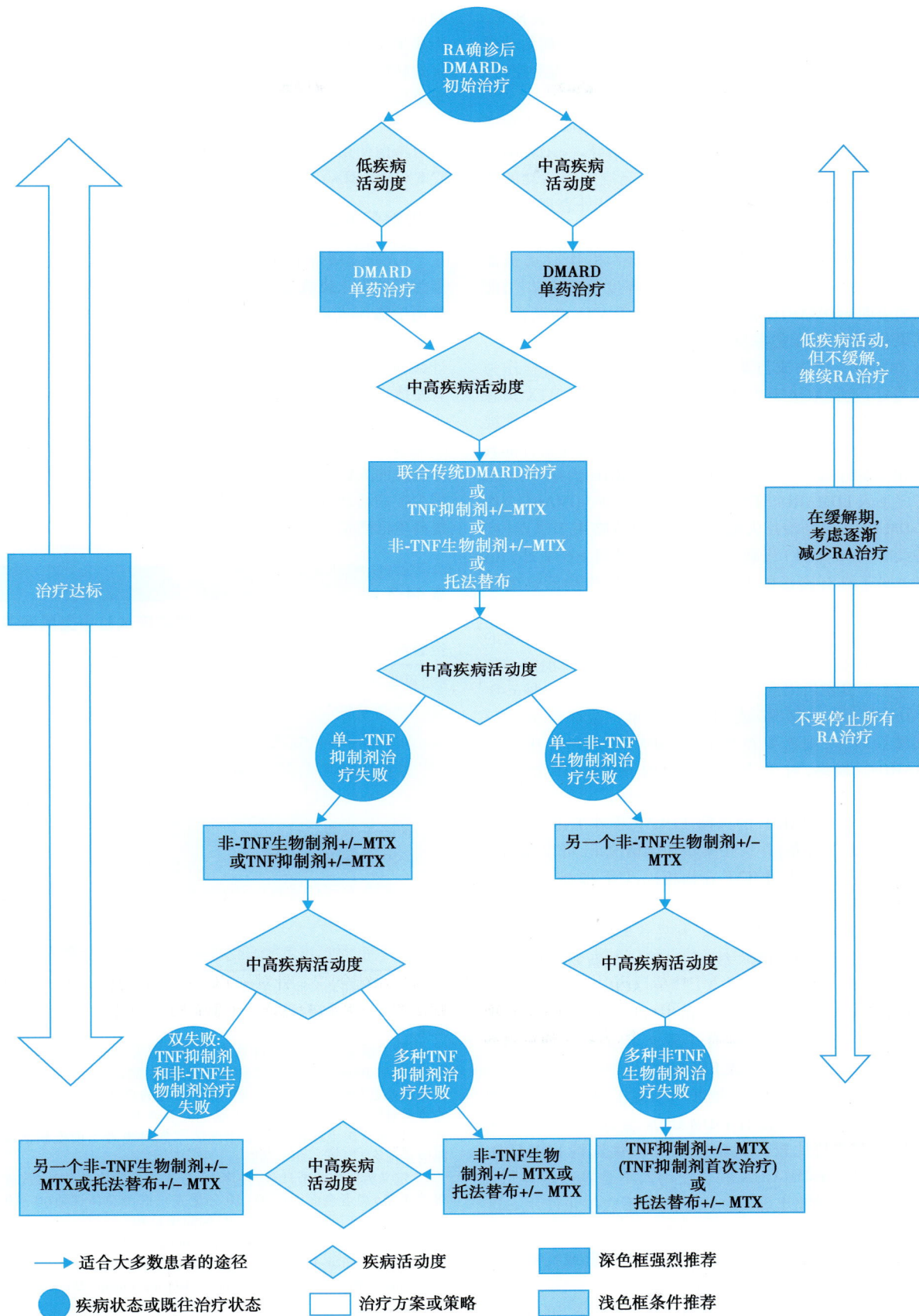

图 44-6　2015 年美国风湿病学会建议用于治疗类风湿关节炎确诊病例。(Redrawn from Singh JA et al. 2015 American College of Rheumatology guideline for the treatment of rheumatoid arthritis. *Arthritis Rheumatol*. 2016;68(1):12.)

的优化还包括适当的剂量滴定,足够的疗程和叶酸补充。无论疾病持续时间如何,ACR 建议在低、中或高疾病活动的情况下,最初都可以试验性的开始 MTX 作为单药治疗,预计 25%~50% 的患者在一年内可获治疗成功[28]。

在对 csDMARDs 单药治疗无反应的中度或高度疾病活动中,EULAR 建议使用 csDMARDs 联合治疗。csDMARDs 与 MTX 的联合治疗也可考虑在中度或高度疾病活动的情况下具有不良的预后特征(即功能受限,关节外表现,RF 或抗 CCP 阳性,骨破坏)时使用。最常见的组合是 MTX、SSZ 和 HCQ,与 MTX 单药治疗相比,MTX、SSZ 和 HCQ 已被证明可以更快地达到治疗目标并且治疗强度更低[73]。当前数据的表明 csDMARDs 联合治疗可能优于 MTX 单药治疗,但结果仍然由于研究本身的局限性而备受争议。最终,MTX 作为单一疗法或与其他 csDMARDs 组合都适合作为一线治疗,选择取决于患者个体的因素[26]。在 MTX 禁忌证或不耐受的情况下,单独或组合的 LEF 或 SSZ 可以被视为一线 csDMARDs 的替代。与 MTX 相比,这两种患者都表现出相似的疗效[74,75]。除了联合 csDMARDs 治疗外,ACR 还考虑加入 bDMARDs(TNF 抑制剂或非 TNF bDMARDs)作为 csDMARDs 单药治疗失败的可行治疗策略用于早期(疾病持续时间<6 个月)或确诊(疾病持续时间≥6 个月)RA 患者。对于具有确诊的 RA 和中度至高度疾病活动的患者,也可以考虑加用托法替布[28]。

如果在期望的时间范围内通过优化的一线治疗方法的剂量仍然不能实现预期的反应,则需要进行升级治疗。如果不存在不良预后因素,EULAR 建议患者试用另一种 csDMARDs(即 LEF、SSZ 和/或 MTX 作为单一或联合治疗)。如果预后较差,则需要在当前的 csDMARDs 治疗中添加 bDMARDs。最终,对于持续无反应的 csDMARDs 治疗患者,应在 csDMARDs 基础上加用 bDMARDs。

对于初始 bDMARDs 的选择,EULAR 推荐 TNF 抑制剂,阿巴西普或托法替布,并且在某些临床情况下,可以加用利妥昔单抗[26]。虽然与非 TNF 药物相比,TNF 抑制剂具有更多的证据基础和更长的使用历史,但是最近的试验数据并没有发现新药的安全性问题[76-79]。利妥昔单抗可能被认为是患有某些禁忌证患者的第一线 bDMARDs,如新发的淋巴瘤,因为这种药物与恶性肿瘤无关[80-82]。ACR 并未推荐某个 bDMARDs 与其他相比更具优势,由于与其他 bDMARDs 相比缺乏疗效,并且在临床实践中使用最少,因此 IL-1 抑制剂阿那白滞素并未纳入在 ACR 或 EULAR 建议中[26,28]。

三联 csDMARDs 治疗已被证明不劣于 MTX 和 TNF 抑制剂联合治疗。目前没有 csDMARDs 与其他非 TNF bDMARDs 药物进行比较的试验数据[82]。优选将 bDMARDs 与 MTX 或其他 csDMARDs 联合使用而不是单药治疗[28]。此外,即使联合治疗出现了临床反应也不应停止使用 csDMARDs。如果患者确实不能用 csDMARDs 治疗,可考虑用依那西普、阿达木单抗、赛妥珠单抗、阿巴西普或托珠单抗进行单药治疗。

如果患者对最初的 bDMARDs 反应不充分,可以尝试另一种 bDMARDs。并没有优选的升级 bDMARDs 方案,药物选择取决于患者个体差异。但是,如果最初选择 TNF 抑

制剂,或者如果患者连续 TNF 抑制剂治疗失败,建议更换为非 TNF bDMARDs。如果最初选择非 TNF bDMARDs,则优选转换为另一种非 TNF bDMARDs。最后,虽然对于中度至重度 RA 的 MTX 治疗失败的个体,与 bDMARDs 相比缺乏临床经验和安全性数据,但在多种 bDMARDs 治疗失败后可考虑使用托法替布(如至少一种 TNF 抑制剂和两种非 TNF bDMARDs)[26,28]。

药物治疗的量化反应

RA 疾病缓解是治疗的最高目标,并且变得更为现实,因为能够阻止或减缓疾病进展的药物现在更易获得并且常规用于临床实践。如果出现以下任何一种情况,ACR 和 EULAR 认为临床试验中 RA 患者已达到缓解:①疼痛关节计数,肿胀关节计数(28 个关节),C 反应蛋白(mg/dl)和患者整体评估分数(0~10 分)均小于 1;②简化疾病活动指数小于 3.3.37(表 44-3)。使用这种经过验证的临床评估工具能够达到缓解的患者比例足以鼓励正在采用这些标准治疗实践的人们。如果疾病缓解无法实现,那么最大限度地减少疾病活动以缓解疼痛,维持日常生活活动,最大限度地提高生活质量,减缓关节损伤成为主要目标。

表 44-3

美国风湿病学会/欧洲风湿病联盟临床试验中类风湿关节炎缓解的暂行标准

如果类风湿关节炎的患者符合以下任何一种情况则认为进入"缓解期"

1. Boolean-based 定义
   患者必须满足以下所有条件:
   触痛关节数≤1[a]
   肿胀关节数≤1[a]
   CRP≤1mg/dl
   患者全面评估≤1(0~10 分)[b]
2. Index-based 定义
   在任何时候,患者的简化疾病活动指数得分必须≤3.3[c]

[a] 对于触痛和肿胀的关节计数,使用 28 关节计数可能会错过主动关节,特别是脚和脚踝,并且在评估缓解时也最好包括脚和脚踝。

[b] 对于缓解评估,建议对总体评估问题采用以下格式和措辞。格式:水平 10cm 视觉模拟或利克特量表,左侧最好点和最低分数,右侧最差点和最高分数。问题:对于患者的总体评估,"考虑您的关节炎对你的所有影响,你今天感觉关节炎怎么样?"(非常好→非常差)。对于医生或评估员总体评估,"您对患者当前疾病活动的评估是什么?"(无→非常活跃)。

[c] 定义为压痛关节计数(使用 28 个关节)、肿胀关节计数(使用 28 个关节)患者全面评估(0~10 分量表)、医师总体评估(0~10 分量表)和 C-反应蛋白水平(mg/dl)的简单总和。

来源:Felson DT et al. American College of Rheumatology/European League Against Rheumatism provisional definition of remission in rheumatoid arthritis for clinical trials. *Arthritis Rheum Dis.* 2011;70: 404-413.

在疾病活动期,成功实施针对目标方法的治疗需要每 1~3 个月重新评估 1 次药物治疗。在治疗过程中最长

3个月就需要进行治疗调整，因为如果此时没有改善，那么继续相同的疗程将不可能获得满意的结果。一旦达到治疗目标就不用那么频繁的检测可以每6~12个月监测1次。对于反应良好的患者，糖皮质激素可以逐渐减量或停用，如果持续缓解，则可以考虑逐渐减量和停止DMARD治疗（所有类型）[28]。这是ACR有条件推荐，支持该建议的证据质量较低虽然有疾病恶化/复发的风险方面，但是潜在不必要的持续治疗的长期风险和成本也是需要考虑的因素。

使用经过验证的临床评估工具评估治疗反应可以更准确地评估疾病活动，并通过改变药物治疗来提高疾病缓解的可能性[87,88]。ACR已经确定了响应标准；然而，这些是专为临床研究而设计的，可能不适用于临床实践[89]。虽然在临床环境中没有采用单一工具作为实践标准，但有各种其他经过验证的评估工具有利于客观评估疾病活动并跟踪疾病进展（表44-4）。这些工具使用28-压痛关节计数、急性期反应物、疼痛和功能评估以及疾病活动的患者和医生总体评估的各种组合来确定疾病活动。例如，临床疾病活动度评分（Clinical Disease Activity Index，CDAI）简化疾病活动度（SDAI）评分是非常相近的，他们通过简单的统计肿胀关节个数，压痛关节个数以及整体疾病活动度进行评估（都是通过视觉量表测量）。SDAI包括CRP，但是CDAI不包括CRP[90]。非常值得注意的是，所有的工具都有明确的阈值定义：不同分数对应的高疾病活动度、低-中等活动度、低活动度和缓解。不同的工具之间在RA活动水平的分级上差别很小。工具的选择通常是基于实际情况而定。

表 44-4

类风湿关节炎活动度测量工具

测量工具	评分范围	起始的活动度		
		低	中	高
28 个关节疾病活动性评分	0~9.4	≤3.2	>3.2 且≤5.1	>5.1
疾病活动性指数	0.1~86	≤11	>11 且≤26	>26
临床疾病活动度	0~76.0	≤10	>10 且≤22	>22
类风湿关节炎疾病活性指数	0~10	≤2.2	>2.2 且≤4.9	>4.9
患者运动评级法（PAS）或 PASII	0~10	≤1.9	>1.9 且≤5.3	>5.3
患者日常评价指数	0~30	≤6	>6 且≤12	>12

工具包含多个变量如肿胀关节数目、触痛关节数目、血沉，以及一般身体状况或整体疾病活动度评分。

来源：Saag KG et al. American College of Rheumatology 2008 recommendations for the use of nonbiologic and biologic disease-modifying antirheumatic drugs in rheumatoid arthritis. *Arthritis Rheum.* 2008;59:762

上面列出的评分工具应与放射学评估结合使用，以确定RA病程和治疗策略。常规X线检查是以前的金标准，相比之下，CT、核磁和超声等检查对提高分辨率有一些帮助[91]。超过一半的患者在治疗期间出现放射学改变，并追踪这些可以帮助临床医生客观评估关节炎相关的关节损伤[92]。

药物治疗

NSAIDs

> **案例44-1,问题4：** T. W. 需要使用DMARDs和NSAIDs联合作为初始治疗来迅速控制炎症和肿胀。那么T. W. 治疗中NSAIDs扮演什么角色，她应该选择哪种NSAIDs呢?

T. W. 的临床表现提示她需要DMARDs治疗（见案例44-5,问题4,以及临床使用DMARDs部分）NSAIDs治疗的目的是当DMARDs还没有起效时，进行快速的止痛以及减轻关节炎症，主要是作为桥接疗法，同时等待DMARDs起效，这可能需要数周到数月[39]。一般而言，没有哪一种NSAIDs是特别适合RA的[13,93]。NSAIDs在效果上没有明显的差异，很难估计患者对某一种NSAIDs治疗后的反应。

选择哪种NSAIDs需要根据患者的情况、易获得性、花费和安全性等几个方面[39,40]。1~2周的任一种NSAIDs（表44-5）试验性的治疗，采用中高剂量规律服用（而不是按需服用）是最好的确定抗炎效果的方法。解热镇痛效果在这期间迅速发挥作用。

虽然高剂量的阿司匹林与其他NSAIDs一样有效，但由于有充分证据证明其胃肠道（GI）毒性以及目前有其他更安全和更方便的NSAIDs可用，因此目前很少使用[39,40,94]。血清水杨酸水平与疗效和毒性有很好的相关性[93]。当血清水杨酸盐水平达到15~30mg/dl时阿司匹林发挥抗炎作用。通常，达到稳态血清浓度需要5~7天。合理的初始阿司匹林剂量为45mg/(kg·d)，以4或6小时为给药间隔。然而，由于代谢的个体差异，阿司匹林的抗炎剂量变化很大。非乙酰化水杨酸盐在体外对COX抑制较弱，并且具有比阿司匹林更少的GI毒性，但GI和肾毒性的风险类似于非选择性NSAIDs[40,94]。

非阿司匹林NSAIDs各具特点，因此为患者如T. W. 进行个体化选药时需要考虑这些特点[93]。例如，一些NSAIDs会增加心肌梗死（MI）的风险，如双氯芬酸，美洛昔康，和吲哚美辛都显示出了最高的血栓风险，塞来昔布和布洛芬在高剂量时也与心血管风险相关。萘普生似乎具有最佳的心血管安全性[95,96]。

表 44-5

部分非甾体抗炎药

NSAIDs 通用名	常用剂型剂量	给药间隔	每日最大剂量（mg）
水杨酸类[a]			
肠溶阿司匹林[b]	片剂：325mg；325，500，800，975mg	QID	4 000
双水杨酯[b]	片剂：500，750mg	BID～TID	4 800
胆碱水杨酸镁[c]	片剂：500，750，1 000mg	QD～TID	4 800
	液体滴剂：500mg/5ml		
丙酸类[b]			
非诺洛芬[b]	胶囊：200，300mg	TID～QID	3 200
氟比洛芬酯[b]	片剂：50，100mg	BID～QID	300
布洛芬[b]	片剂：200，400，600，800mg	TID～QID	3 200
	混悬液：100mg/5ml		
萘普生[b]	片剂：250，375，500mg；375，500mg SR	BID	1 500
	混悬液：125mg/5ml		
萘普生钠[b]	片剂：275，550mg	BID	1 375
奥沙普秦[b]	片剂或胶囊：600mg	QD	1800
乙酸类			
双氯芬酸[b]	片剂：25，50，75mg DR；100mg XR	BID～TID	200
依托度酸[b]	胶囊：200，300mg	BID～TID	1 200
	片剂：400，500mg；400，500，600mg XL	XL：每日	XL：1 000
吲哚美辛[b]	栓剂：50mg	TID	
	混悬液：25mg/5ml	TID～QID	200
	胶囊：25，50mg；75mg SR	SR：每日～BID	SR：150
酮咯酸[b]	片剂：10mg	QID	40
萘丁美酮[b]	片剂：500，750mg	每日	2 000
舒林酸[b]	片剂：150，200mg	BID	400
托美丁[b]	片剂：200，600mg		
	胶囊：400mg	TID～QID	1 800
昔康类			
吡罗昔康[b]	胶囊：10，20mg	QD	20
美洛昔康[b]	片剂：7.5，15mg	QD	15
选择性 COX-2 抑制剂			
塞来昔布	胶囊：50，100，200，400mg	BID	400

[a] 高度可变的半衰期；抗炎剂量与血清水杨酸浓度相关，15～30mg/dl。

[b] 通用名可用。

BID，每日 2 次；COX-2，环氧化酶-2；DR，延迟释放；NSAIDs，非甾体抗炎药；QID，每日 4 次；SR，缓释制剂；TID，每日 3 次；XL/XR，延长释放。

来源：Medical Letter. org. Drugs for Rheumatoid arthritis. Treat Guidel Med Lett. 2009；7：37.

长效 NSAIDs 如吡罗昔康和酮咯酸与更高频率的消化性溃疡病和胃肠道出血有关,应该避免使用。其他 NSAIDs,根据其 COX-2 选择性,具有不同的 GI 毒性,萘普生具有中度风险,布洛芬风险较低[97,98]。选择性 COX-2 抑制剂塞来昔布,至少可以短期使用,它比其他的 NSAIDs 可以降低 20% 的胃肠道出血的不良反应[99]。因为这种药物不会干扰 COX-1——负责产生胃黏膜内层和减少酸分泌的同工酶。理论上 COX-2 抑制剂相对非选择性的 NSAIDs 可以有效减少炎症的同时降低 GI 毒性的风险。然而,如果同时每日服用低剂量阿司匹林会降低 COX-2 抑制剂对降低溃疡风险的任何益处[100]。

吲哚美辛的血-脑屏障渗透性比其他药物高,脑脊液的药物浓度可以达到血药浓度的 50% 以上。因此,吲哚美辛的中枢神经系统不良反应如头晕常常限制了它的使用,使患者特别是老年人无法耐受最佳的抗炎剂量[101]。

低成本又有良好的安全性的 NSAIDs(如萘普生、布洛芬)对 W. T. 是一个很好的选择,因为她比较年轻,没有伴随疾病。给药是否方便是一个重要的考虑因素。长效的 NSAIDs(如萘普生)是首选,如果最初的选择方案无效或者不能耐受,可以考虑其他的 NSAIDs。

> **案例 44-1,问题 5:** 医生向 T. W. 处方萘普生 500mg,每日 2 次。若她在以往治疗中遇到过消化不良,是否需要给予抗溃疡药物,或 COX-2 选择性 NSAIDs,以预防 NSAIDs 治疗可能引起的胃肠道并发症? 消化不良与胃十二指肠黏膜损伤之间的相关性是什么? 考虑 NSAIDs 治疗可能引起的胃肠道问题,应向 T. W. 处方何种 NSAIDs?

患者应知悉,给予 NSAIDs 治疗可减轻 RA 相关的疼痛和炎症,但不会阻止疾病的进展。应向患者说明,后者只能由 DMARDs 治疗来实现。患者也应了解,每日中高剂量的 NSAIDs 有抗炎作用,而单一或低剂量 NSAIDs 则用于镇痛和解热作用。

约 5%～15% 的 RA 患者因消化不良中止 NSAIDs 治疗,约 1.3% 的 RA 患者服用 NSAIDs 后发生严重的胃肠道并发症。而骨关节炎患者,服用 NSAIDs 后严重胃肠道并发症发生率稍低(0.7%),因为这些患者通常只在需要时才服用止痛药。在美国,每年因 NSAIDs 引起严重胃肠道并发症而住院的大约有 103 000 人,以及每年大约 16 500 人的死亡与 NSAIDs 相关[98,102]。尽管这些数字令人关注,但大部分患者遇到的 NSAIDs 引起的胃病只是浅表和自限性损伤。然而,预防 NSAIDs 引起的消化道出血特别是高危患者仍是十分重要的。

患者应学会识别胃肠道出血的标志(如恶心、呕吐、厌食、胃痛),黑便(患者形容为"暗色的柏油样"),以及呕吐凝结的血液(患者形容为"咳嗽或呕吐咖啡渣")。应当强调的是,胃肠道出血可能不伴随胃痛。患者应知悉,出现上述症状或体征时需立即就医。

NSAIDs 通过抑制黏膜内 COX-1 引起胃十二指肠黏膜损害[102]。这种对 COX-1 的抑制导致碳酸氢根的分泌、胃黏膜血流量减少,保护性黏液的形成、上皮的增殖和黏膜对抗损伤的能力均有下降。对胃肠黏膜的局部损害可能发生于 NSAIDs,但造成的直接损害比起 COX-1 抑制要小得多。表 44-6 提供了 COX-1 和 COX-2 的亚型比较。

表 44-6

COX-1 和 COX-2 的亚型比较

	COX-1	COX-2
表达:持续或被诱导	主要是持续表达,某些情况下被诱导	主要被诱导的,但在多个器官中持续表达
通常存在的器官/组织	几乎所有的器官,包括胃,肾脏,血小板,血管	在炎症和肿瘤部位诱导
		在肾脏、小肠、胰腺、脑、卵巢、子宫等持续表达
主要作用	维护和修复	炎症,修复,瘤样病变
	在诱导炎症反应中起到重要作用	在组织维护和修复中持续表达 COX-2 十分重要

消化不良可通过随餐服用 NSAIDs 或喝一大杯水进行处理。但这些措施对防止胃肠溃疡无效。此外,内镜检查表明消化不良与黏膜损伤的相关性较低[102-104]。H_2 受体拮抗剂(如雷尼替丁或法莫替丁)显著降低服用 NSAIDs 引起的消化不良;然而,服用 NSAIDs 的 RA 患者若同时服用 H_2 受体拮抗剂,发生严重胃肠道并发症的危险性高于那些未服用 H_2 受体拮抗剂的患者(比值比,2.14;95% 的置信区间,1.06～4.32)[105]。原因是消化不良的控制给患者和医生带来安全性的错觉,易增加 NSAIDs 剂量,从而增加发生胃病的危险性。而且,常规服用 H_2 受体拮抗剂随着使用时间的延长会发生快速耐受[106]。因此,对于无明显消化不良症状的患者,在接受 NSAIDs 治疗时,不推荐常规使用 H_2 受体拮抗剂。质子泵抑制剂(质子泵抑制剂(PPIs);如索拉唑、奥美拉唑)缓解消化不良的效果优于 H_2 受体拮抗剂,同时防止 NSAIDs 引起的胃十二指肠溃疡[105,107]。若 T. W. 出现 NSAIDs 诱导的消化不良时,考虑使用质子泵抑制剂治疗是相对安全且有效的。

降低 NSAID 诱导的溃疡和相关并发症风险的有效预防选择包括 PPI、双倍最大剂量的 H_2 受体拮抗剂和米索前列醇。PPIs 是最有效可降低消化性溃疡和溃疡并发症风险,提高 NSAIDs 耐受性的药物。双倍最大剂量的 H_2 受体阻断剂已经证明可减少 NSAIDs 诱导的内镜下消化性溃疡;但是没有研究证明双剂量 H_2 受体拮抗剂可预防溃疡并发症,PPI 仍然更有效。米索前列醇是一种前列腺素 E_1 类似物,每日 4 次给予 200μg 全剂量效果最佳;但是在此剂量,患者往往因难以忍受的胃肠不适,特别是腹泻和腹部绞痛,

导致停药。通常较低剂量（200μg 每日 2 次或 3 次）可以获得更好的耐受性，但疗效欠佳[107]。

不是所有服用 NSAIDs 的患者都需要常规合并预防性抗溃疡治疗[8]。需要评估患者胃肠溃疡发展的风险，以确定是否需要采取预防溃疡治疗。已确定的 NSAIDs 导致消化道出血的危险因素包括高龄（>65 岁）、溃疡病史（复杂性溃疡，特别是近期发生的，将患者纳入高风险）、同时使用其他促进溃疡药物（糖皮质激素、阿司匹林、抗凝剂），以及高剂量 NSAIDs 治疗。基于以上风险因素，患者发生 NSAIDs 引起的胃肠毒性风险的可能性分为高、中、低型。高风险患者（>2 危险因素）应避免 NSAIDs 治疗，或采取 PPIs 或米索前列醇联合 COX-2 抑制剂治疗。中度风险患者（具有一个或两个风险因素）应使用 PPI 或米索前列醇联合 NSAIDs；萘普生是心血管高风险患者的首选 NSAIDs。低风险患者（无风险因素）无需联合胃肠保护治疗，可使用最低有效剂量，接受相对胃肠毒性较小的 NSAIDs 治疗[107]。T. W. 没有使用 NSAIDs 以外的风险因素，可以选择萘普生或布洛芬等毒性较低的药物，不需要同时进行溃疡预防或 COX-2 选择性 NSAIDs。

幽门螺旋杆菌会增加服用 NSAIDs 导致的胃肠道出血风险[107]。一项荟萃分析表明，针对未开始 NSAIDs 治疗的患者，根除幽门螺旋杆菌显著减少内镜下溃疡的风险，然而针对已经接受 NSAIDs 治疗患者，这种根除并不能降低风险[108]。因此，在开始慢性 NSAIDs 治疗之前应对所有患者进行幽门螺旋杆菌感染检测，如果阳性要进行治疗[107]。

NSAIDs 导致活动性胃十二指肠溃疡时最好停用 NSAIDs，同时使用一种 PPIs 治疗。而由于 PPIs 更好的疗效、快速治愈率，以及与 H2 受体拮抗剂相比，所需的治疗时间更短（4~8 周）[109]，PPIs 被作为治疗首选。如果不能停止 NSAIDs 治疗，溃疡愈合仍然可以通过 PPIs 治疗实现，只是需要更长的治疗时间（8~12 周）[109,110]对幽门螺旋杆菌检测呈阳性的患者，必须进行清除幽门螺旋杆菌的治疗。其他胃肠道治疗，如米索前列醇和抗酸剂，对由 NSAIDs 引起的溃疡是无效的。

案例 44-2

问题 1：C. S. 是一名为了评估和治疗 RA 而住院的患者，有阿司匹林过敏史，是否考虑此患者禁用其他 NSAIDs？

医生应询问 C. S. 对阿司匹林的反应，以判断他的症状是否为过敏反应还是轻度不耐受。许多声称对阿司匹林过敏的患者，仅仅只是胃肠道不适。阿司匹林对这类患者并不禁忌，如果与食物同服或改用肠溶制剂，耐受性是可能得到改善的。

阿司匹林过敏，特别是与哮喘有关的，值得引起高度重视；阿司匹林在这类患者中可能引起急性的、危及生命的、支气管痉挛反应[111]。6%~15% 的哮喘患者具有因阿司匹林引起支气管痉挛的病史；女性患者的发生率大于男性，儿童很少见。鼻息肉可增加阿司匹林导致的哮喘的发生率。

对阿司匹林敏感的患者对所有非选择性 NSAIDs 有较高程度的交叉反应；因此，曾因阿司匹林引起哮喘的患者应避免使用非选择性 NSAIDs。

另一方面，阿司匹林敏感的哮喘患者使用 COX-2 抑制剂是安全的[112-114]。理论上，因 COX-2 抑制剂可让 COX-1 持续产生前列腺素 E_2，它可能是更安全的。前列腺素 E_2 是多种生理过程的重要介体，包括白介素合成的减少，抑制炎性因子从肥大细胞中的释放，以及预防阿司匹林引起的支气管痉挛。

每日使用阿司匹林进行阿司匹林脱敏治疗，对于大多数阿司匹林引发哮喘的患者是一个有效的治疗选择[111]。获益最大的患者是那些高度依赖全身性类固醇或有复发性鼻息肉的患者。

案例 44-3

问题 1：A. L.，一名 53 岁的 RA 女性患者，回忆曾在很久前接受阿司匹林治疗，但因"总是耳鸣"而停止。这一症状是否与阿司匹林相关？

大多数听力正常的患者当血清阿司匹林水平达到 10~30mg/dl 时，会发生由阿司匹林引起的耳鸣（如在头部有振铃或高音调的嗡嗡作响的感觉）；而一部分患者血清水平未超过 25mg/dl 前，耳鸣可能不会发生[93]。当耳鸣发生时，血清水杨酸浓度通常在正常范围内。因此，耳鸣可以作为阿司匹林滴定剂量的判断。值得注意的是，即使有潜在耳毒性浓度，既往存在听力损失的患者可能不会发生耳鸣[115]。

案例 44-3，问题 2：A. L. 计划进行牙科手术。她提出她目前正在服用阿司匹林类的药物治疗关节痛疼。为什么了解她正在服用的 NSAID 种类对牙科治疗是重要的？

阿司匹林、非乙酰水杨酸盐、非阿司匹林的 NSAIDs 和 COX-2 抑制剂对血小板功能有不同的影响。非阿司匹林 NSAIDs 可通过抑制血小板聚集延长出血时间，但这类药物可逆黏附 COX，导致血小板短暂的抑制[93]。因此，如果 A. L. 正在服用非阿司匹林 NSAIDs，那么她应该在手术前至少 5 个半衰期停药。对于大多数非阿司匹林 NSAIDs，停药 2 天后血小板聚集可恢复。

非乙酰水杨酸盐对 COX 和血小板功能的影响最小，术前患者较少考虑。同样的，COX-2 未在血小板中发现，因此 COX-2 抑制剂并不影响血小板功能[116]。

阿司匹林是一种不可逆的 COX 抑制剂，并在血小板的整个生存期损害血小板聚集。它可以延长出血时间，直到新的、未结合的血小板释放到循环。从中断阿司匹林到恢复这个过程可能需要 3~6 天，但也不绝对，如果 A. L. 也长期服用小剂量阿司匹林，手术前是否继续服用阿司匹林取决于阿司匹林的用药目的和手术类型。对于小的牙科手术，小剂量阿司匹林通常可以继续使用[117,118]。

案例 44-4

问题 1：R. Z. 是一位计划怀孕的 28 岁女性 RA 患者，她关心 NSAIDs 对婴儿可能产生的影响。持续使用 NSAIDs 可能对婴儿造成什么风险？这些药物会对孕妇和哺乳期的妇女有什么相关影响呢？

尽管 NSAIDs 类药物包括阿司匹林不致畸，但对于怀孕或计划母乳喂养婴儿的女性患者都应谨慎使用[119]。NSAIDs 对婴儿的影响包括动脉导管过早闭合、增加皮肤和颅内出血、短暂性肾损伤，以及尿量减少等风险。高剂量阿司匹林（大于 3g/d）和 NSAIDs 可以抑制子宫收缩，造成生产时间延长。使用 NSAIDs 也会增加围产期失血和贫血。阿司匹林和非阿司匹林 NSAIDs 在怀孕期间应保守使用，且以最低有效剂量使用，并在分娩前至少 6~8 周停用，以尽量减少对胎儿和母体的不良影响。

因发现水杨酸盐血清浓度在母乳喂养的婴儿中升高，考虑有代谢性酸中毒、出血和瑞氏综合征（Reye syndrome）的潜在风险，阿司匹林通常避免在母乳喂养的妇女中使用。非阿司匹林 NSAIDs 适用于哺乳期，布洛芬、吲哚美辛和萘普生的使用已得到很好的证据证明[120,121]。

案例 44-5

问题 1：T. Z. 是一位 68 岁心脏衰竭的男性 RA 患者，曾用 40mg/d 呋塞米、0.125mg/d 地高辛、每日 2 次 50mg 美托洛尔，以及 40mg/d 赖诺普利，而后使用每日 3 次 600mg 布洛芬治疗 RA。在过去 2 周，他注意到腿部肿胀增加，体重增长了一些，气短加剧，以及易疲劳。为什么这些症状和体征可能与布洛芬的使用有关？

使用 NSAID 的患者有 5% 发生轻度的液体潴留，小于 1% 的患者发生 NSAIDs 引起的肾脏疾病[120,121]。如果可能的话，对于已有心脏衰竭、肾脏疾病，或肝硬化的患者应避免使用 NSAIDs 治疗[122]。如果患者具有以上情况，需要 NSAIDs 治疗，或患者正在服用血管紧张素转换酶抑制剂和血管紧张素受体阻断剂，应在开始 NSAIDs 治疗后监测血清肌酐。NSAIDs 通过抑制 COX 减少肾脏前列腺素浓度和促进血管收缩，最终导致尿量下降、血清尿素氮和血清肌酐水平升高，以及液体潴留。此外，较高剂量的布洛芬与增加心肌梗死风险有关，这是 T. Z 所担心的，因为他有发生血栓性心血管事件的风险[95]。心血管医生应告知 T. Z. 液体超负荷的体征，以及换用其他方法替代 NSAIDs 治疗。

案例 44-5, 问题 2：如果中断 NSAIDs 治疗，对于 T. Z. 用什么止痛药或抗炎药可以替代？还有什么肾脏合并症与使用 NSAIDs 有关？

在一些研究中，与其他 NSAIDs 相比，舒林酸对肾脏的副作用相对较少[123]。这种情况的原因不明，但一种解释是舒林酸在体内代谢为具有活性的硫化物，此硫化物的浓度不足以影响肾脏前列腺素的合成[124]。不幸的是，患者不能从舒林酸中得到同其他 NSAIDs 一样的获益，而且整体上舒林酸在肾损伤安全性方面的证据较弱。COX-2 抑制剂在肾损伤患者中并未呈现优势[123]。尽管塞来昔布与传统 NSAIDs 相比，在死亡和心力衰竭恶化方面有稍低的风险，但因塞来昔布与心肌梗死的风险增加有关，且它加剧心力衰竭，T. Z. 并不适用塞来昔布[125]。

对于 T. Z. ，NSAIDs 应在最低有效剂量和最小周期使用。应避免使用高剂量 NSAIDs 增加心肌梗死的风险。尽管对乙酰氨基酚不是抗炎剂，但它可镇痛。当炎症关节数有限时，可在关节内注射皮质类固醇，或短疗程口服皮质类固醇，来快速控制炎症，同时减少抗炎治疗的疗程。若 T. Z. 未经 DMARDs 治疗，应考虑对他使用 DMARDs 治疗，因所有 RA 患者都应使用 DMARDs 进行治疗，并且 DMARDs 可帮助 T. Z. 避免 NSAIDs 的使用。若已使用 NSAIDs 或短疗程的全身皮质类固醇，应密切监测肾功能和液体滞留状态。

除了急性肾功能衰竭，NSAIDs 可诱发各种肾脏不良反应（如肾病综合征，间质性肾炎，低钠血症，水代谢异常，高钾血症）[126]。肾病综合征，不同于 NSAIDs 诱发的急性肾衰竭，在开始治疗后随时会出现（即从几天到几年），并且在该 NSAIDs 停用后短则 1 个月，长则 1 年，即可恢复。先前没有肾疾病的血尿、脓尿和蛋白尿的肾病综合征与 NSAIDs 诱发的其他肾脏问题相鉴别。组织学上，NSAIDs 诱导的肾病综合征特征是间质淋巴细胞浸润、近端和远端小管空泡变性，和肾小球上皮足突融合等。

前列腺素介导的抑制活化氯化物的转运、肾脏内髓质血流的调节和抗利尿激素的调节等作用可被 NSAIDs 抑制。因此，可能发生尿液最大限度地浓缩，自由水被有限地清除，且水潴留导致不成比例的钠潴留。其结果可能是严重的低钠血症，并可由噻嗪类利尿剂加重[126]。局部前列腺素的合成也可刺激肾脏内肾素的产生。在某些情况下，NSAIDs 治疗会显著削弱这种调节机制，导致醛固酮介导的钾排泄减少和高钾血症。

尽管对机制还了解甚少，但一些 NSAIDs 与持续的平均动脉血压增加 5~6mmHg 相关[123,127]，推测是与 COX-2 抑制和钠/水潴留相关。一些研究表明，只有服用降压药的患者会发生 NSAIDs 引起的平均动脉血压升高，但现在很清楚，即使血压正常的人使用 NSAIDs 也可能导致血压升高。

案例 44-5, 问题 3：在 NSAIDs 治疗期间，T. Z. 应多久进行肾和肝功能的监测？

因肾功能不全通常发生在治疗早期而不是后期，NSAIDs 诱发肾脏疾病的高风险患者，如 T. Z. （见案例 44-5，问题 1 和 2），应在开始 NSAIDs 治疗后几周内定期（如每周）监测他们的血清肌酐水平[128]。NSAIDs 诱导的肾病综合征和过敏性间质性肾炎平均分别发生在 NSAIDs 治疗开始后 6.6 个月和 15 天后[126]。

在大多数情况下，肝功能测试（liver function testing，LFT）并不是必须的[128]。尽管 NSAIDs 会升高肝酶，但严重的肝毒性是少见的。无临床症状的 LFT 异常对患者的预后无影响，且与严重的肝毒性无关。已确诊或怀疑有肝脏疾

病和服用双氯芬酸的患者,具有最大的肝毒性风险。因肝脏的毒性发生在治疗早期,这些患者须在开始治疗后不超过 8 周内进行 LFT 检测。

传统改善病情的抗风湿性疾病药物

案例 44-5,问题 4:T. Z. 18 个月前确诊 RA,刚刚出现症状,未表现出预后不良的特点,且为低疾病活动度。哪种传统 DMARD 治疗最适合他?

根据 ACR 的建议,除非有禁忌存在,每个 RA 患者都应接受 DAMRDs 治疗。对于大多数 RA 患者来说,MTX 单药治疗是首选的初步治疗。MTX 适用于各种程度的 RA 患者,成本和毒性都相对较低,且 MTX 有减缓关节糜烂的放射学证据,反应率高且迅速(尤其在前几年快速进展的活动期)。这些都是首选 MTX 的原因[28](见图 44-6)。其他可以考虑的传统 DMARDs 有 HCQ、SSZ 和 LEF。尽管大部分 DMARDs 与潜在的严重不良反应相关,但这些通常是可逆的,且若患者适当监测可减少严重并发症。

此外,低剂量口服糖皮质激素或 NSAIDs 在严重的疾病活动期或等待 DMARDs 起效时依据需要进行短暂处方。在疾病缓解期,可以停止使用糖皮质激素或 NSAIDs。安全性和有效性数据反映了几年 DMARDs 治疗联合生物制剂的效果非常好,而且对 MTX 单药无效的患者(见案例 44-7,问题 9~11)[28],这种联合用药是目前普遍的治疗方法。DMARDs 选择的指南先前已讨论(见治疗部分)。联合 DMARDs 治疗用于更重或进展更快的 RA 患者(见案例 44-7,问题 8)。

抗疟疾药剂量

案例 44-5,问题 5:虽然 MTX 被认为是新诊断 RA 的首选 DMARDs,但 HCQ 治疗已开始,多大剂量是合适的?多久后可以见到临床改善?

尽管生产厂家的文献推荐 HCQ 成人初始剂量为 400~600mg/d(基于 310~465mg),但 HCQ 的剂量通常是 2~6.5mg/(kg·d)[28]。如果患者反映良好,维持剂量可降低 50%,且药物可继续以 200~400mg/d(基于 155~310mg)剂量使用。约三分之二可以耐受 HCQ 的患者反映良好。治疗 2~4 个月开始起效,但可在 1~6 个月间发生变化[8]。因缺乏有效性,约 37% 的患者在 1 年内中断 HCQ 治疗,54% 的患者 2 年内中断治疗[128]。

视网膜病变的风险

案例 44-5,问题 6:使用 HCQ 治疗时,T. Z. 被告知该药可能引起视力问题。在用于治疗 RA 时,抗疟药引发的视网膜病变风险有多大?监测哪些指标合适?

HCQ 通常耐受性良好。严重的毒性反应、视网膜损伤以及后续的视力障碍是罕见的[20,110]。视网膜病风险随累积剂量增高(>800g)、年龄增长(>60 岁)、肝脏疾病和视网膜疾病等因素而增加。老年人视网膜疾病风险的增加与这个年龄组黄斑病变的发病率增加有关。HCQ 每日剂量<5mg/kg,增加相关视网膜损害风险在前 5 年是非常罕见的,特别是患者无肝肾功能损害时。有严重肾损伤的患者不应使用 HCQ。

如果患者出现抗疟药相关视网膜病变的症状(例如,难以看到面孔和文字,眩光不耐受,夜视觉较差,外周性视觉丧失),应立即告知患者停药,并进行眼科检查[129]。抗疟药视网膜病变在眼底镜下视斑区发现以"公牛眼"为特征的色素障碍。因 4-氨基喹啉结合黑色素,聚集在葡萄膜和视网膜色素上皮细胞。即使停药,视网膜病变也有可能进展。

建议在开始 HCQ 治疗前进行完整的眼科检查;然后在治疗 5 年后每年进行 1 次检查[130]。对以下情况患者建议更频繁的检查:

- 每日服用超过 6.5mg/kg
- 累积剂量超过 200mg
- 肾功能不全
- 老年人
- 较差的视敏度

柳氮磺胺吡啶

案例 44-5,问题 7:如果为 T. Z. 选择 SSZ 作为初始治疗药物,何时会出现明显的治疗效果,预期可能会有什么不良反应?

SSZ 起效通常比 HCQ 快速,通常 2~3 个月内起效[130]。总体而言,SSZ 的不良反应相对温和,但 SSZ 被认为比 HCQ 毒性更强。不良反应包括恶心、腹部不适、胃灼热、头晕、头痛、皮疹和罕见的血液系统影响,如白细胞减少(1%~3%)或血小板减少。在开始治疗的前 3 个月,每 2~4 周建议进行 1 次全血细胞计数(CBC)检查,随后每 3 个月进行 1 次。白细胞减少症、粒细胞缺乏症,或肝炎是 SSZ 较罕见但严重的副作用,且通常在开始治疗头 2~3 个月出现。为了最大限度减少胃肠道相关不良反应,SSZ 初始使用 500mg 每日或 1g 每日,剂量每周增加 500mg,直到 1 000mg,每日 2~3 次。

甲氨蝶呤

案例 44-6

问题 1:S. S. 是一位 41 岁的亚洲女性 RA 患者,双手(MCP 和 PIP)关节、双腕,双肘,双肩,双膝,双髋,双踝关节和 MTP 关节存在炎症。客观检查包括双手和双肘关节侵蚀的影像学证据,RF 阳性(滴度 1∶1 280),抗-CCP 阳性 102 单位,ESR 为 78mm/h。她的 SDAI 评分为 30。在过去一年,使用布洛芬 800mg 每日 3 次控制症状;但在最近几个月疼痛和炎症持续加重。ROM 测试显示,双侧腕关节屈伸能力 20°(正常分别为 90 和 70 度),肘两侧屈曲挛缩且活动度 90°(正常为 160°),肩关节外展右边 70°,左边 90°(正常为 180°),以及双踝跖曲 20°(正常 45°)。双侧肘关节尺侧发现 3 个硬质、豌豆大小、无压痛可移动的皮下结节,2 个在右,1 个在左。SS 将接受 MTX 治疗,为什么 MTX 是她最好的选择?

MTX 被推荐作为所有 RA 患者的初始 DMARDs 治疗[28]。S. S. 有许多病情严重的指征[例如，SDAI 评分显示高疾病活动性(见表 44-4)，多关节受累，关节外表现(如皮下结节)，影像学上的骨侵蚀表现，血沉增快，抗-CCP 阳性，高滴度 RF(+)1:1 280(高滴度与疾病严重程度相关)]。MTX 是理想的选择，MTX 起效快(通常给药 1~2 个月后出现稳定的疗效平台期)，在治疗症状和减缓疾病进展方面的效率高，毒性低，以及长期成功的使用史[28]。

剂量

案例 44-6，问题 2： 治疗 S. S. 的 RA 时如何使用 MTX？

一般情况下 MTX 初始剂量为口服 7.5mg 每周 1 次，通常每周 1 次。对不能耐受不良反应的患者，特别是肝毒性，此剂量也可平分为 3 次给予(如初始每 12 小时 2.5mg，连续 3 次)[40]。如果 S. S. 的 RA 在 1~2 个月没有客观响应，剂量提高到每周 15mg(或每 12 小时 5mg 连续 3 次)持续至少 12 周。如果这期间没有反应，随后可以采取以下措施：(a)剂量可增加到最大量每周 25mg；(b)可用皮下或肌注此剂量来解决生物利用度的问题；(c)相同剂量可持续更长的时间；(d)使用另一种 DMARDs 药物联合 MTX 或替换 MTX[131]。

在 6 个月随机对照研究中，皮下用 MTX 与口服 MTX 相比，对照组 384 名未接受过 MTX 治疗的活动性 RA 患者[132]，78% 的患者接受皮下用 MTX 获得 ACR-20 疗效，仅有 70% 接受口服 MTX 的患者有类似疗效。在研究的第 16 周，未能获得 ACR-20 表现的口服 MTX 患者转入皮下用组；皮下用 MTX 的患者若未能获得 ACR-20 疗效，则给予更大剂量的皮下注射 MTX(20mg)。24 周时口服转为皮下用的患者和增加 MTX 剂量的患者获得 ACR 反应的分别为 30% 和 23%。因此，皮下用 MTX 似乎比口服更有效，且不增加不良反应发生率。

不良反应

案例 44-6，问题 3： 哪些客观和主观指标可用来评价 MTX 对 S. S. 的不良反应？

S. S. 应监测是否出现恶心、其他胃肠道紊乱、不适、头晕、黏膜炎和轻微脱发，这些是小剂量 MTX 治疗常见的不良反应[128]。更严重但不常见的不良反应有骨髓抑制、肺炎和肝纤维化、肝硬化。全血细胞计数、肝功能，以及血清肌酐浓度应在基线时检测，在 MTX 治疗开始后的前 6 个月中每月检测 1 次，随后每 4~8 周检测 1 次。肾功能障碍可以导致 MTX 蓄积，增加骨髓抑制的风险。1%~2% 的患者发生过敏性肺炎，尽管可能在有肺炎既往病史的患者中更易发生，但致病的危险因素还未明确[130]。此外，间质性肺炎可在治疗的任何时期发生，且在任一 MTX 剂量都可发生。在 MTX 开始治疗前一年内建议做胸部 X 线检测。若患者发现有已存在的肺部疾病，因进一步的肺损害可能导致严重的伤害，MTX 治疗需重新考虑。S. S. 每次随访时也应注意是否出现咳嗽、劳累后气促和呼吸困难。

MTX 导致肝脏疾病是罕见的，但年龄、长期的治疗、肥

胖症、糖尿病、酗酒和乙肝或丙肝病史，都可增加肝毒性的风险[131]。患者若已存在肝脏疾病，处方 MTX 应谨慎。使用 MTX 后 1~2 天患者肝酶血清浓度通常略有增加。但若肝酶较基线水平升高 3 倍以上，或在治疗期间肝酶血清浓度长时间持续升高，应停用 MTX。使用 MTX 治疗的患者应避免饮酒，一旦出现黄疸或尿色加深时，应立即向医生报告。没有必要进行常规肝活检监测 MTX 引起的肝毒性(见案例 44-6，问题 4)。

肝活检和甲氨蝶呤

案例 44-6，问题 4： 如下实验室检测结果是 S. S. 在开始使用 MTX 前得到的：

谷丙转氨酶：28IU/L

谷草转氨酶：30IU/L

碱性磷酸酶：100IU/L

白蛋白：4.5g/dl

总胆红素：0.8mg/dl

在 S. S. 开始 MTX 治疗前是否需要进行基线肝活检？

对使用 MTX 患者肝活检只推荐在基线时有慢性肝病、有酗酒史，肝功能检查持续升高[12 个月内 9 次检测有 5 次 AST 升高超过正常值(或若每月检测，12 次检测中 6 次超过正常值)，或血清白蛋白低于正常值]或慢性乙型肝炎或丙型肝炎。在治疗期间，肝功能试验持续升高或血清白蛋白低于正常范围的患者应重复肝活检。否则，常规肝活检是不必要的，也不符合成本效益[131]。肝功能测试已经证明在预防肝损伤方面是高效的[133]。当开始或增加甲氨蝶呤剂量时，ALT 有或无 AST、肌酐和 CBC 应每 4~6 周检查 1 次，直到达到稳定剂量，然后应每隔 1~3 个月检查 1 次，并在每次随访时筛查不良反应和肝毒性危险因素。

因为 S. S. 的 LFT 是正常的，并且没有肝病史，所以没有必要基线肝活检。

甲氨蝶呤和叶酸或亚叶酸

案例 44-6，问题 5： 何时应对 S. S. 使用叶酸(或亚叶酸)，来降低与 MTX 相关的毒性风险？

叶酸的补充可减少 MTX 引起的一些不良反应，包括胃肠功能紊乱、黏膜炎(口腔或胃肠道溃疡)，以及 LFT 升高[133]。目前的共识和循证的建议是每日 5mg 叶酸。每日 1mg 的叶酸剂量可以减少肝毒性，但胃肠道紊乱最好每日 5mg 以上的剂量预防。虽然亚叶酸也被证明对减少胃肠紊乱和肝毒性有效，但剂量超过 5mg/周与关节炎症状加重有关，这与 MTX 是叶酸拮抗剂的事实相一致，叶酸补充可能对疗效产生不利影响[130,133]。

甲氨蝶呤相关的肺部疾病

案例 44-6，问题 6： S. S. 口服 MTX 每周 7.5mg 和叶酸每周 7mg。9 周后，她回到诊所就诊，其在晨僵、疲劳和关节压痛、肿胀的主观和客观指征都有所改善。但她指出在过去 1 周，出现气短和呼吸困难。为什么这些症状的出现可能与 MTX 有关？

肺炎是 MTX 治疗中的一种罕见并发症,特点是干咳、全身不适、发热、进展到严重的呼吸困难[134]。危险因素包括年老(60 岁以上)、以前使用 DMARDs、低白蛋白和糖尿病。识别这种不常见的反应对于在肺炎发展为呼吸衰竭前停用 MTX 是非常重要的。停用 MTX 后,肺功能可以改善。糖皮质激素可帮助改善肺炎引起的肺部症状。S.S. 的呼吸困难和气促可能与 MTX 相关。如果适当的检查排除了其他因素引起的肺部不适,应考虑 MTX 引起肺毒性,同时停用 MTX 治疗。

甲氨蝶呤与其他药物的相互作用

案例 44-6,问题 7: S. S. 的处方医生应与其讨论哪些 MTX 与食物及其他药物的相互作用?

NSAIDs 增加 MTX 血清浓度和 MTX 毒性风险[131]。如果 S.S. 同时服用 NSAIDs 来控制她的 RA 疼痛,MTX 剂量应谨慎调整。甲氧苄啶经常用于治疗尿路感染,它可以增加 MTX 导致骨髓抑制的风险。MTX 和 LEF 联用与严重肝损伤有关,甚至可能致命,应避免这种联用。可乐饮料中的无机酸可能会延迟 MTX 的清除,可能增加毒性风险,包括肾毒性;因此,MTX 治疗时应避免饮用可乐饮料[135]。因为 MTX 是与蛋白结合通过肾排泄,其他药物(如水杨酸盐、丙磺舒、青霉素、环丙沙星)也可能与 MTX 相互作用。

来氟米特(LEF):治疗中的地位

案例 44-7

问题 1: B. W. ,一位 36 岁严重的进展性 RA 女性患者,MTX 治疗效果不佳。LEF 对她是一个合理的选择吗?

LEF 是传统口服 DMARD,在 ACR-20、影像学疗效和药物有效率上与 MTX 作用相似[28]。LEF、MTX 和 SSZ 的起效时间(早到 4 周开始起效),以及因为疗效不佳或药物毒性停止治疗的患者百分比是相似的。由于长期的安全性和有效性的历史观察,首选的初始 csDMARDs 仍然是 MTX,但是 LEF 可以替代 MTX 不耐受患者,与生物制剂(bDMARDs)合用。

剂量和监测

案例 44-7,问题 2: 如何对 B. W. 开始 LEF 治疗?如何监控不良反应?

LEF 的活性代谢物,A77 1726 或 M1,负责引起所有 LEF 的药理活性[131]。M1 代谢物的血清半衰期大约是两周。因此,为减少达稳时间,LEF 初始的负荷剂量 100mg 每日口服 1 次,连续 3 日达稳态,随后是 20mg 每日 1 次。如果这个剂量不耐受,剂量应减少到 10mg 每日 1 次。

监控不良反应

LEF 常见的不良反应包括腹泻(20%~30%)、皮疹(10%)、脱发(10%~17%),可逆的超过正常上限(ULN)3 倍以上的肝酶升高(2%~4%)[131]。常规实验室检查包括一个基线 ALT,随后每月 ALT 监测,持续几个月。当很明显

ALT 结果稳定且在正常范围内,可以根据临床医生的判断减少化验次数。因为其在肝脏毒性的风险和需要被肝脏激活成 M1 活性代谢物,故不推荐肝脏疾病(包括乙肝或丙肝)的患者使用 LEF。

使用 LEF 治疗最担心的是潜在的肝脏毒性;然而 LEF 引起的肝酶升高和 MTX 没有明显差异。如果 ALT 升高超过 ULN 两倍,指南建议处理潜在肝脏毒性的措施包括给药剂量从 20mg 减少至 10mg/d[131]。如果 ALT 升高保持稳定超过最大正常值 2~3 倍之间,可以继续治疗,建议做肝脏活检。如果减少剂量,ALT 升高仍持续超过 3 倍 ULN,则使用考来烯胺促进排泄(案例 44-7,问题 3),这时可能需要停药,但是需要再进行一个疗程的考来烯胺来促进排泄。

通过考来烯胺促进排泄

案例 44-7,问题 3: B. W. 经过 2 个月治疗,对 LEF 没有反应而停药,她考虑怀孕,那么当中断 LEF 治疗时必须采取什么预防措施?

LEF(妊娠分级为 X)尚未在孕妇身上使用,但当试验动物接受人类等效剂量的 1% 时,大大增加动物胎儿死亡或致畸的风险[131]。然而,停药后,仍需 2 年时间 LEF 的血浆 M1 代谢物水平才能检测不到。因此,对停止 LEF 且希望怀孕的所有女性建议使用考来烯胺。停止治疗后,考来烯胺每次 8g,每日 3 次,使用 11 天(不需要连续)。在 24~48 小时内等离子体 M1 代谢物血浆水平减少 40%~65%,治疗结束时应该检测不到 M1 代谢产物(<0.02mg/L)。B. W. 的应该至少间隔 14 天化验 2 次血,以验证代谢物的减少。如果等离子体 M1 水平仍大于 0.02mg/l,应该使用更多的考来烯胺。考来烯胺也可以用在发生肝毒性或 LEF 过量的患者用以增强排泄。活性炭也可以在 48 小时后减少血浆 M1 水平 50%,并且在 LEF 过量时可以有效替代考来烯胺。

羟氯喹和柳氮磺胺吡啶

案例 44-7,问题 4: B. W. 由 MTX 改为 HCQ 或者 SSZ 是否合理?

虽然 HCQ 和 SSZ 都是治疗轻中度 RA 药物中的一线 DMARDs 药物,但临床上多单独或者联合应用于 MTX 治疗控制不佳的 RA 患者[28]。HCQ 常规用量为每日 200~400mg,通常耐受性良好。视网膜病变是最令人担忧的不良反应,该反应发生率低,同时在严密监测以及剂量限制的情况下是可以预防的。总剂量 2~3g 的 SSZ 分为 2~3 次服用后的耐受性也是良好的,尽管 SSZ 的毒性高于 HCQ。消化道症状(恶心、食欲缺乏)和皮疹是常见的不良反应。尽管白细胞减少、粒细胞缺乏症以及肝炎均为 SSZ 的严重不良反应,但是它们发生率低,并且通常在用药后的最初 2~3 个月出现。因此,在治疗疗程的早期,需要经常进行 CBC、LFTs 和肾功能的检查。HCQ 和 SSZ 在妊娠患者中似乎是安全的。

虽然 B. W. 对 MTX 和 LEF 反应不佳,但 csDMARDs 和 bDMARDs 的组合可以提供更好的疗效和更低的毒性,因此

这是优选的方法[28]。

传统合成型缓解病情抗风湿药联合治疗

案例 44-7,问题 5：对 B. W. 来说,是否有证据支持早期安全联合应用 DMARDs?

由于大多数 RA 患者在疾病的最初 2 年内会出现关节侵蚀,早期应用改善病情药物以及它们之间的联合应用已经被认为可以改善患者的预后。联合治疗是基于不同的药物作用机制或者作用靶点不一的观点。药物联合使得在保证或可能增加疗效的基础上每种药物的用量减少,进而将药物毒性反应的发生风险降低。但是早期将这些有效的药物联合应用同样可能增加患者药物不良反应的风险。

目前的 ACR 指南支持将 csDMARDs 组合作为未能在单个 csDMARDs 上达到治疗目标但给予同等权重考虑其他治疗选项,如 bDMARDs 与 MTX 和托法替尼合用或不合用[28],但很少有研究对 csDMARDs 联合使用与 bDMARDs 治疗比较。然而,一项研究发现,MTX 治疗失败的患者随机接受 MTX+SSZ+HCQ 或 MTX+英夫利昔单抗治疗,在 24 个月后两组在临床指标和严重不良反应方面没有差别,虽然接受 MTX+SSZ+HCQ 的患者的疾病进展的放射学证据稍微大但不显著[136]。

总之,每个 RA 患者,包括 B. W,应该在诊断时或诊断后不久接受 csDMARDs 治疗,MTX 单药治疗是首选的初步治疗方案。MTX 治疗失败或不能忍受其副作用的患者可以添加一到两个 csDMARDs,或添加或替代 bDMARDs 或托法替尼治疗,这将在后续章节中进行讨论。

生物型 DMARDs 治疗

案例 44-7,问题 6：在经过 6 个月非生物型 DMARDs（MTX 联合 LEF,然后是 MTX 联合 HCQ）治疗后, B. W. 对于治疗反应不佳,RA 仍然处于高度活动中,她有早期关节损伤的迹象。医生想尝试使用 TNF-α 抑制剂。TNF-α 抑制剂是治疗 B. W. 的合适方法吗?

根据 EULAR 指南,生物型 DMARDs 应该被考虑用于第一种 csDMARDs 策略（单独使用 MTX 或与其他 csDMARDs 联合使用）治疗 6 个月失败的中度到高度疾病活动且有预后不良因素的患者;或者虽没有预后不良因素,但第二种 csDMARDs 治疗策略也未能达标的患者[28]。ACR 指南建议 csDMARDs 单药治疗后仍然中度或高度疾病活动患者使用 bDMARDs 治疗[28]。有 5 种 TNF-α 抑制剂可用于治疗 RA,包括依那西普、阿达木单抗、英夫利昔单抗、赛妥珠单抗和戈利木单抗。鉴于 B. W. 已经尝试了两种不同的 csDMARDs 组合,并且持续具有高疾病活动度,且预后因素较差,现在应该考虑 bDMARDs 治疗了。事实上,在 3 个月内对 csDMARDs 或 bDMARDs 治疗无效的患者应该考虑替换其他治疗方案。根据 EULAR 指导方针,TNF-α 抑制剂、阿达木单抗或托珠单抗对于第一线 bDMARDs 都是合适的

选择。然而,TNF 抑制剂在市场上已存在较长时间,因此具有更可靠的长期安全数据,这可能影响处方医生对这些药物的信心。TNF-α 抑制剂是治疗 B. W. 的合适选择。她的 MTX 应继续与选定的抗 TNF 抑制剂药物共同使用。

案例 44-7,问题 7：应该给 B. W. 开始使用哪种 TNF-α 抑制剂?

有 5 种 TNF-α 抑制剂可用于治疗类风湿关节炎,包括依那西普、阿达木单抗、英夫利昔单抗、赛妥珠单抗和戈利木单抗。虽然有多项研究描述了这些药物的有效性和安全性,但对于首选的初始 TNF-α 抑制剂尚无一致意见。这些药物的使用以及它们之间的比较将在这里讨论。

TNF-抑制剂在治疗中的作用和给药剂量

依那西普（ETA）是首个通过 FDA 批准的生物反应调节药物,其单药治疗或者联合 MTX 能够减少中到重度活动期 RA 患者的症状和体征[44]。依那西普是一种可溶性的 TNF 受体,其能够竞争性地与 2 个 TNF 分子结合进而使得这 2 个分子失活。每周皮下注射 1 次,剂量为 50mg[44]。ETA 单独或与 MTX 联合使用治疗 RA,可使主观和客观指标迅速显著改善[43,137]。与 MTX 单药相比,MTX 与 ETA 合用显示出更好的临床疗效[138]。在 RA 症状改善和减少疾病活动的方面,ETA 也被证明优于 MTX 单药治疗[139,140]。ETA 可以减少 RA 放射学进展,同时有长期的安全性和有效性[141,142]。依那西普是 B. W. 的合理选择,并且应该与 MTX 联合使用以获得最佳效果。

阿达木单抗（ADA）是一种基因工程的、完全人源化的 IgG1 单克隆抗体,已被证明能抑制 RA 的结构损伤,同时减少临床症状和体征。推荐剂量为每 2 周 1 次皮下注射 40mg。建议将阿达木单抗与 MTX 联合使用[45]。不能使用或不愿使用 MTX 的患者可以尝试每周给药[45]。同时,接受稳定剂量 MTX 治疗的 RA 患者每 2 周加用 ADA 40mg,24 周后 ADA 治疗的患者 ACR-20 反应率（67%）明显多于仅接受 MTX 治疗的患者（14.5%,$P<0.001$）[143]。在 RA 症状缓解和疾病进展控制方面,ADA 和 MTX 联合治疗显示优于 MTX 或 ADA 单药治疗[144]。在反映 1 年或 2 年治疗的放射学资料中,ADA 被证明能延缓关节损伤的进展。数据还支持 ADA 的长期疗效和安全性超过 8 年[145]。所以 ADA 也是一个合适 B. W. 的选择,相比 ETA 注射次数减少。

英夫利昔单抗（IFX）是一种抗 TNF 的嵌合型（鼠-人）IgG 抗体,推荐联合 MTX 治疗中到重度活动性 RA。推荐剂量为在第 0、2 和 6 周,按照 3mg/kg 静脉注射,然后每 8 周注射 1 次,一些患者增加剂量至 10mg/kg 或治疗间隔减少至每 4 周 1 次[46]。英夫利昔单抗应该与 MTX 联合应用以减少英夫利昔单抗抗体的产生。一个随机双盲多中心安慰剂对照的临床试验纳入了活动期 RA 患者,这些患者对至少每周 12.5mg 的 MTX 治疗反应不佳。这些患者在联合 MTX 治疗情况下,随机分为每 4~8 周应用 3 或 10mg/kg 的 IFX 治疗或者安慰剂治疗。IFX 组与单独 MTX 组相比,在 RA 症状和体征的改善方面均优于 MTX 单独给药组。该研

究在 1 年后揭盲，原因是接受 IFX 的患者出现了疾病改善的影像学证据。2 年后对影像学结果的分析发现，IFX 能够有效地保护骨关节不被侵蚀[146]。IFX 也将是 B. W. 一个合适的生物制剂选择，特别是如果她不喜欢频繁注射给药。当选择抗 TNF 药物时，患者的偏好也是考虑的重要因素。

赛妥珠单抗（CZP）具有一个 Fab 片段能够与 PEG 的 40-kDa 部分结合。这种结合使得 CZP 的半衰期增加到大约 2 周，这使得该药物可以每 2~4 周应用 1 次[147]。推荐的给药方案初始为 400mg，第 2 周和第 4 周给药，随后每 2 周 200mg 或 4 周 400mg 皮下注射[47]。此外，CZP 缺乏 Fc 域的独特结构，因此它可能不会诱导补体-或者抗体-依赖的细胞介导的毒性反应，而这种反应在阿达木单抗、依那西普和英夫利昔单抗的体外试验中都能观察到[148]。CZP 被证明在单药治疗或者联合 MTX 治疗中到重度的活动性 RA 是有效的[149-151]。在一项纳入了 619 名活动性 RA 患者的随机、双盲、安慰剂对照的研究中，应用 CZP 联合 MTX 治疗患者达到 ACR 反应率明显高于安慰剂联合 MTX 组（P<0.001）[150]。运动能力方面，HAQ 功能障碍指数（disability index，DI）以及 DAS28 评分平均值的改变也是联合治疗优于 MTX 单药治疗[150]。CZP 在活动性 RA 患者中显示了持续 5 年的疗效和安全性[152]，B. W 也可以选择 CZP。与 ETA 和 ADA 一样，CZP 是皮下注射自我给药。

戈利木单抗（GLM）是一种针对人 TNF-α 的人源 IgG1 单克隆抗体。它是通过基因工程技术将人 TNF 免疫鼠而获得。GLM 能够同时与可溶性和跨膜生物活性的人 TNF 相结合。这种结合能够阻止 TNF-α 与它的受体相结合，进而抑制 TNF-α 的生物活性[49]。GLM 与阿达木单抗和英夫利昔单抗具有类似的特点。与阿达木单抗类似，GLM 是一种全人源的二价免疫球蛋白单克隆抗体[153]。GLM 由轻链和重链构成，这和英夫利昔单抗类似，但是英夫利昔单抗同时来源于人和鼠，而 GLM 是全人源的。GLM 批准用于联合 MTX 治疗中重度活动性 RA[49]。它可以通过皮下注射或静脉输注给药。皮下注射是每 4 周注射 50mg[49]。静脉输注量为 2mg/kg，给药时间超过 30 分钟，在第 0 周、4 周，此后每 8 周给药[154]。临床试验证明了 GLM 在既往未应用 MTX、对 MTX 或者另外的 TNF-α 反应不佳患者中的有效性[155-157]。一项随机、安慰剂对照的临床试验纳入了 444 名患者来检测 GLM 联合 MTX 在活动性 RA 患者中的有效性[158]。研究发现在 ACR-20 反应率上，GLM 联合 MTX 组患者高于 MTX 联合安慰剂组（55.6% vs 33.1%，P<0.001）。这个结果一直持续到了 52 周的时候[158]。在另一项研究中，评估了 GLM 对停止使用 TNF-α 抑制剂的 RA 患者的长期安全性和有效性，GLM 治疗维持持续有效性和安全性数据达到 5 年[158]。鉴于这些信息，GLM 也是 B. W. 的一个合适的治疗选择，她还可以在静脉注射或皮下给药之间选择。

目前还没有明确的指南推荐一种 TNF-α 抑制剂。缺乏抗 TNF 药物之间的直接头对头比较，因此，医生必须依靠监测数据、系统回顾和荟萃分析来作出关于比较有效性和安全性的临床决策。

在抗 TNF 药物的混合治疗比较中，所有药物在所有结果测量中显示出临床反应显著改善。然而，与英夫利昔单抗、阿达木单抗和戈利木单抗相比，依那西普和赛妥珠单抗表现出改善的优势结果。所有抗 TNF 药物均优于英夫利昔单抗[160]。来自国家注册的证据也提供了临床实践中 TNF-α 抑制剂之间差异的见解。与英夫利昔单抗相比，在捷克国家登记处接受阿达木单抗和依那西普治疗的患者具有更高的生存率[161]。来自丹麦和瑞典国家登记处的数据表明，依那西普和阿达木单抗的药物延续率显著高于英夫利昔单抗[145,162,163]。在 Cochrane 对六种 RA 生物制剂（阿巴西普、阿达木单抗、阿那白滞素、依那西普、英夫利昔单抗和利妥昔单抗）综述的荟萃分析中，发现依那西普与较低的停药率有关，因为不良反应事件比阿达木单抗或英夫利昔单抗都要少，并且与英夫利昔单抗相比，阿达木单抗和依那西普的生存率更好。系统性的评价似乎表明，与其他的 bDMARDs 相比，依那西普耐受性良好，并且具有更高的疗效。没有患者其他的特定因素来要求另一种药物，依那西普将是一个合适的选择（TNF-α 抑制剂的剂量信息见表 44-7）。

表 44-7

生物型 DMARDs 剂量信息

通用（品牌）	作用机制	剂量范围	给药频率	给药途径	是否能自己用药
英夫利昔单抗（类克）	TNF-α 抑制剂	3mg/kg[a]	第 0、2 和 6 周，然后每 8 周	静脉注射	否
依纳西普（恩利）	TNF-α 抑制剂	50mg	每周	皮下注射	是
阿达木单抗（修美乐）	TNF-α 抑制剂	40mg	每隔 14 日	皮下注射	是
赛托珠单抗（Cimzia）	TNF-α 抑制剂	初始：400mg 第 0、2 和 4 周 随后：每 2 周 200mg 或每 4 周 400mg	第 0、2 和 4 周，然后每 2 周或 4 周	皮下注射	是
戈利木单抗（Simponi）	TNF-α 抑制剂	50mg	每 4 周	皮下注射	是
戈利木单抗（Simponi Aria）	TNF-α 抑制剂	2mg/kg 静滴 IV 30 分钟以上	第 0 和 4 周，然后每 8 周	静脉注射	否

表 44-7

生物型 DMARDs 剂量信息（续）

通用（品牌）	作用机制	剂量范围	给药频率	给药途径	是否能自己用药
阿巴西普（Orencia）	共同刺激调节剂，T-细胞活化抑制剂	根据体重： <60kg：500mg 60～100kg：750mg >100kg：1 000mg	第 0、2 和 4 周，然后每 4 周	静脉注射	否
		或			
		125mg	每周 1 次（可使用或不使用静脉负荷剂量）	皮下注射	是
利妥昔单抗（Rituxan）	CD20＋ B-细胞抑制剂	1 000mg IV 起始 50mg/h，每 30 分钟增加，最大速度 400mg/h 之后：100mg/h，每 30 分钟增加最大速度 400mg/h[b]	14 日重复给药 1 次之后停药	静脉注射	否
托珠单抗（Actemra）	IL-6 抑制剂	初始：4mg/kg 每 4 周 之后：8mg/kg 滴定，根据临床反应，最大 800mg/剂（8mg/kg）	每 4 周	静脉注射	否
		或			
		根据体重皮下给药： <100kg：162mg，隔周 1 次，根据临床反应每周增加 1 次 ≥100kg：162mg，每周 1 次		皮下注射	是
阿那白滞素（Kineret）	IL-1 抑制剂	100mg	每日 1 次	皮下注射	是

[a] 如果效果不佳，可以增加 10mg/kg 或每 4 周给药 1 次。

[b] 最大：每次给药前给予激素，对乙酰氨基酚和抗组胺药物。

IL，白介素；TNF，肿瘤坏死因子。

来源：Drud Facts and Comparisons. Facts & Comparisons eAnswers［database online］. St. Louis. MO：Wolters Kluwer Health. Inc. Updated periodically. Accessed August 4，2015.

案例 44-7，问题 8： 当 B.W 开始依那西普时，需要监测哪些副作用？

TNF-α 抑制剂：副作用和监测

依那西普治疗的最大关注点是免疫抑制和随后的严重感染的风险，包括败血症。TNF-α 是炎症的关键介质，在免疫系统调节中起重要作用。关于感染，如结核、分枝杆菌感染和真菌感染的上市后报告进一步加强了建议，反对在脓毒症或任何慢性或局部活动性感染患者中开始使用依那西普治疗[44]。在开始抗 TNF 治疗前应做结核分枝杆菌皮肤试验，应进行基线胸片检查。对于确诊为潜在结核的患者，应推迟治疗，直到完成适当的抗结核治疗之后[28]。临床医生在给有反复感染史或潜在感染倾向疾病（即糖尿病）的患者处方依那西普（或任何 bDMARDs）也必须谨慎。B.W. 应该接受结核皮肤试验，接受胸片检查，并警惕依那西普的潜在副作用，特别是免疫抑制和随后感染的风险。任何感染迹象必须立即报告给她的医疗保健提供者。

TNF-α 参与了心力衰竭的病理生理过程，血清 TNF-α 水平的升高似乎与心力衰竭的恶化有关[165]。提出的导致心力衰竭发生或恶化的机制包括加速左心室重构、负向变力影响。心肌细胞和内皮细胞凋亡增加。然而，尽管 TNF-α 与心力衰竭恶化有关，抗 TNF 治疗的临床试验（包括依那西普和英夫利昔单抗）并没有降低患者心力衰竭死亡率和与心力衰竭相关的住院率。此外，一些试验显示心血管风险增加[165]。所以，对于患有中度至重度［组约心脏协会（NYHA）Ⅲ 和Ⅳ级］心力衰竭的 RA 患者，不推荐抗 TNF 治疗。轻度（NYHA Ⅰ级和Ⅱ级）心力衰竭的患者抗 TNF 治疗可谨慎使用，但应密切监测患者心脏代偿失调[26,28]。

在所有抗 TNF（bDMARDs）说明书标记中有一个警告，是增加淋巴瘤的风险。应用目前现有的所有抗 TNF 制剂都会使得 RA 患者罹患淋巴瘤的风险增加，但是这种因果关系并没有明确，因为 RA 和 MTX 都与淋巴瘤发生增加有

关。在评估接受 csDMARDs 治疗的患者与接受抗 TNF 药物治疗的患者的淋巴瘤风险的观察研究中，没有证据表明接受抗 TNF 药物治疗的患者的淋巴瘤的发病率风险增加[166]。对接受抗 TNF 药物的患者的荟萃分析提示淋巴瘤发病率可能增加；然而，鉴于淋巴瘤总体发病率低，这未能达到统计学显著差异[167]。此外，FDA 报告了应用 TNF 抑制剂、AZA 或者硫嘌呤的患者出现肝脾 T 细胞淋巴瘤（一种特殊的白细胞肿瘤）[168]。这些案例大部分为患有克罗恩病或者溃疡性结肠炎的青春期患者或者年轻成人。如果患者同时应用免疫抑制剂，这种情况将更为常见。因此虽然目前还很难评估应用抗 TNF 抑制剂所带来的额外风险，但是应用这种药物还是需要小心并且需要严格监测[168]。其他的不良反应按照发生率由高到低依次为头痛、鼻炎、头晕、咽炎、咳嗽、乏力、腹痛和皮疹。

案例 44-8

问题 1：S. K. 是一位 71 岁的老年女性患者，大约在 15 年前诊断为 RA。她的起始治疗药物包括 MTX，接着加上了 SSZ 和 HCQ，近 5 年她的 RA 一直处于接近缓解的状态。她开始应用依那西普联合 MTX（没有使用 SSZ 和 HCQ）取得了良好的效果并保持到了 1 年前。由于治疗反应性下降，换用英夫利昔单抗替代 ETA 取得了良好的效果。上个月，她 RA 病情复发，同期检查结果发现，她的 CRP 是 5.1mg/dl，ESR 是 90mm/h，抗 CCP 抗体是阳性 112 单位。同时她还出现了持续数小时的晨僵以及多关节的肿胀（n = 26）和疼痛（n = 38）。值得注意的是，S. K. 有 2 年前治疗过的皮肤黑色素瘤的历史。S. K. 在这个阶段的合理治疗方案是什么？

临床研究一致性地证明了 TNF-α 抑制剂能够改善 RA 患者的症状和体征，同时能够延缓结构破坏。TNF-α 抑制剂长期以来被认为是第一线 bDMARDs，因为与非 TNF bDMARDs 相比，具有长期数据和临床经验。然而，正在进行的注册和试验数据表明，非 TNF bDMARDs、阿巴西普、利妥昔单抗和妥西单抗的安全特性与临床试验结果是一致的[26]。一些试验表明这些药物中的一些优于 TNF-α 抑制剂。但是，TNF-α 抑制剂在大概 30% 的患者中不能达到 ACR-20 反应（原发失败）。还有更多的患者经过治疗后出现耐药，即所谓的继发失败，这定义为：随着应用时间延长出现反应消失，类似于 S. K. 的情况[169]。大多数患者对一种起初试用的抗 TNF 药物无效后改为另外一种抗 TNF 药物通常能够获得良好的临床效果[170]。然而，研究也表明序贯抗 TNF 治疗的应答率可能较低，并且初始抗 TNF 失败（无效或不良影响）复发的可能原因[170,171]。因此，对于 S. K. 等抗 TNF 治疗失败的患者，考虑其他治疗方案是很重要的[170,171]。

阿巴西普（T 细胞激活的抑制剂），RXB（选择性 CD20+ B 细胞拮抗剂）以及 TZB（IL-6 受体拮抗剂）都是很好的解决方案。这些药物对于对传统 DMARDs 药物（如 MTX）以及抗 TNF 药物效果不佳的患者具有良好的临床效果[26,28]。由于作用机制不同，每种药物都具有独特的性质，对疗效和安全性都有重新认识。（bDMADS 的详细剂量信息见表 44-7）。

阿巴西普

阿巴西普（ABT）是一种选择性的 T 细胞激活因子的共同刺激抑制剂，用于治疗中到重度的活动性 RA[52]。ABT 可以单药治疗也可以与其他除了 TNF 拮抗剂以外的 DMARDs 联合治疗。它可以静脉注射或皮下注射。ABT 剂量根据患者体重进行调整（体重<60kg 患者为 500mg，60~100kg 患者为 750mg，体重>100kg 患者为 1 000mg），并且必须静脉输注 30 分钟。阿巴西普首剂后可以在 2 周和 4 周的时候重复给药，然后每 4 周 1 次[52]。皮下注射的剂量是每周 125mg。两种制剂之间的疗效和安全性已被证明是相似的[172]。

阿巴西普治疗 MTX 疗效不佳患者以及对 TNF-α 抑制剂疗效不佳的患者都显示出疗效[52]。在比较 ABT 加 MTX 与安慰剂加 MTX 的研究中，与 ABT 加安慰剂组相比，ABT 加 MTX 组获得更多的 ACR-20 重新应答（分别为 73.1% 和 39.7%，P<0.001），与安慰剂组相比，12 个月随访时结构损伤进展明显减缓[53]。该研究 5 年开放标签延长研究发现，阿巴西普的效果得到保持。与第一年相比，结构性损伤进展在第二年减少了 50%，完成所有 5 年 ABT 治疗的患者中大约有一半没有结构性损伤进展[173]。7 年 ABT 治疗的有效性和安全性数据表明，在此期间，ABT 在疾病活动和 ACR-70 评分方面保持持续的改善，而安全性无显著改变[174]。ABT 也证实了对一种或多种 TNF-α 抑制剂缺乏应答的患者如 S. K 是有效的[175,176]。

最后，还将 ABT 与 TNF-α 抑制剂阿达木单抗进行头对头比较。在对 MTX 反应不足的 RA 患者进行的为期 2 年的研究中，发现 ABT 和 ADA 在疗效和安全性方面相似。总体而言，患者在临床指标、疾病控制和疾病进展上得到了类似的改善。虽然两组的不良事件发生率相似，但 ADA 组由于不良事件而停用的次数（9.5%）比 ABT 组（3.8%）多（95% CI，9.5~1.9）[177]。

最令人担忧的副作用包括感染如肺炎、蜂窝织炎、泌尿系感染、支气管炎、憩室炎和急性肾盂肾炎。阿巴西普联合其他抗 TNF 治疗时感染更为常见，因此不推荐这种联合治疗方法[52]。有些个案报道了阿巴西普与恶性肿瘤可能有关，同安慰剂比较，罹患慢性阻塞性肺疾病患者在接受阿巴西普治疗期间有出现更多的呼吸道相关和非呼吸道相关的不良反应[52]。

利妥昔单抗

利妥昔单抗（RXB）是一种与 B 细胞表面 CD20 抗原相结合的嵌合型单克隆抗体，被批准用于同 MTX 联合治疗对一种或者一种以上 TNF 拮抗剂反应欠佳的中到重度活动性 RA 患者[54]。根据 EULAR 建议，利妥昔单抗可被用于有其他 bDMARDs 禁忌证的患者的第一线 bDMARDs，如最近淋巴瘤病史、有治疗禁忌的潜伏性结核、生活在结核病流行区或有神经脱髓鞘疾病病史的患者[26]。RXB 提供了 100mg 和 500mg 两种规格的浓度为 10mg/ml 的一次性使用安瓿。间隔 2 周，分别 2 次 1 000mg 静脉输液给药[54]。RXB 必须用 0.9% 氯化钠或 5% 葡萄糖稀释到 1~4mg/ml 的浓度。为了减少输液相关副作用的发生率和严重程度，建议在每次输液前 30 分钟用静脉注射甲泼尼龙 100mg 或其

等效物进行预处理；其他预处理用药（如对乙酰氨基酚和抗组胺药）也可能有一定帮助。在应用 RXB 前需要停用降压药物 12 小时以避免一过性低血压，这种情况在以前输注 RXB 时候出现过。RXB 必须给予 MTX 以根据临床试验获得最大疗效，并降低发生 HACA（降低宿主抗嵌合体单抗）的风险，大约有 9% 接受 RXB 治疗的患者会出现这种抗体。建议 RXB 的后续治疗每 24 周给药 1 次。给药间隔可根据临床评估而减少，但必须不少于每 16 周[54]。

利妥昔单抗已被证明对 MTX 治疗反应不足的患者以及抗 TNF 药物反应不足的患者有效[178]。REFLEX 试验（评估利妥昔单抗在 RA 患者中的长期有效性的随机试验）比较了应用 RXB 联合 MTX 与安慰剂联合 MTX 在 499 名对一种或者一种以上抗 TNF 药物失效的（像 S. K. 这样的）活动性长病程 RA 患者的效果[179]。经过 24 周的随访，RXB 组在 ACR-20 反应上显著高于安慰剂组（分别为 51% 和 18%）。REFLEX 试验 56 周随访报告发现 RXB 能够显著抑制关节损害的影像学进展[180]。该研究 2 年延长随访发现，MTX 能够显著稳定抑制关节损害。这些发现都证明了 RXB 对于像 S. K. 这样的对抗 TNF 药物耐药的 RA 患者的有效性和安全性。

在一种 TNF-α 抑制剂失败的情况下，患者可以切换到另一种抗 TNF 剂或非 TNF 试剂。虽然没有随机对照试验提供转用利妥昔单抗与第二种抗 TNF 药物之间的头对头比较，但有一些观察研究可以指导治疗。在 SWITCH-RA 试验中，一项全球观察性比较有效性研究，将利妥昔单抗与先前对一种 TNF 抑制剂反应不足的 RA 患者的替代 TNF 抑制剂进行比较。结果发现，利妥昔单抗者 6 个月时 DAS28-3-ESR 的变化明显大于第二种 TNF 抑制剂患者（-1.5 vs -1.1；P=0.007）。然而，这种显著性差异只存在于对因无效而停止使用初始 TNF 抑制剂的患者，而对于因不耐受而停止使用初始 TNF 抑制剂的患者则不明显[181]。在初始 TNF 无应答患者的其他观察研究中也发现了类似的结果[182]。临床医生在选择合适的治疗方案时，应考虑治疗失败的原因、潜在的副作用、给药途径、使用方便性、费用和患者特定的因素。目前没有明确的建议给出 bDMADs 的使用顺序。正在进行随机对照试验，比较抗肿瘤坏死因子失败后 ABT、RXB 和其他抗 TNF 治疗，预期在完成后会提供进一步的数据[183]。

RXB 可能引起输液反应，包括严重的反应。严重的反应通常发生在第一次输液时，因此，需要仔细监测，建议每次输液前 30 分钟用甲泼尼龙 100mg 或其当量进行预用药。如果发生严重反应，应停止 RXB。在接受 RXB 治疗的患者中也可能发生严重的皮肤黏膜反应。另外，在接受 RXB 治疗的患者中还可能发生乙型肝炎病毒（HBV）再激活。因此，所有患者都应在开始用药前对 HBV 感染情况进行筛查。接受 RXB 治疗的类风湿关节炎患者最常见的不良反应包括上呼吸道感染、鼻咽炎、泌尿道感染和支气管炎[54]。RXB 与恶性肿瘤增加无关，因此，在最近有癌症病史患者中使用 RXB 比抗 TNF 药物更适合[26]。

由于 S. K. 使用两个 TNF 抑制剂治疗无效，无论是 ABT 或 RXB 都是一个合适的选择。鉴于 S. K. 2 年前有皮肤黑素瘤的病史，RXB 会更适合。

托珠单抗

托珠单抗（TCZ）是一种人源抗 IL-6 受体抗体，主要用于治疗对一种或者一种以上 csDMARDs 反应不佳的中到重度活动性成人 RA 患者[57]。TCZ 可以静脉注射或皮下注射。TZB 的推荐起始剂量为 4mg/kg，每 4 周静脉输注 1 次。根据临床反应情况剂量可以增加到 8mg/kg。皮下制剂的剂量是每周或每隔 1 周注射 162mg，这取决于患者的体重和疗效[57]。静脉和皮下制剂的安全性和有效性已被证实是相同的。但是，皮下注射 TCZ 组的注射部位反应增加[184]。如果患者中性粒细胞绝对计数小于 2 000/μl、血小板计数小于 100 000/μl，或者 ALT、AST 值是正常值的 1.5 倍的，TZB 不应使用[57]。如果患者出现严重感染，TZB 治疗应该停止，一旦感染控制，可以继续治疗[57]。

TCZ 在 RA 的单一治疗、联合 csDMARDs 以及抗 TNF 药物难治性患者中均显示出疗效[185,186]。在 8 个 RCTS 的系统回顾中，与 MTX 加安慰剂相比，8mg/kg 剂量的 TCZ 联合 MTX 可以显著降低疾病活动和改善身体功能[187]。与 csDMARDs 相比，TCZ 还可减少 RA 的放射学进展[185,188]。在 RADIATE 试验中，纳入了对一种或以上 TNF-α 抑制剂反应不佳的 RA 患者，这些患者被随机分组到每 4 周 TCZ 8mg/kg、4mg/kg 以及安慰剂组治疗 24 周[186]。TCZ 8mg/kg 组、4mg/kg 组和安慰剂组患者在 24 周时达到 ACR-20 反应的比例分别为 50.0%、30.4% 和 10.1%（P<0.001）[186]。鉴于这些信息，TCZ 对于已经失效一种或多种 TNF 抑制剂的 RA 患者也是合理的选择，如病例 44-8 的 S. K. 。

TCZ 也被批准可以单药治疗 RA。在 AMBITION 试验中，TCZ 单药治疗与 MTX 单药治疗和 TCZ 治疗相比，在第 24 周 ACR 20 反应更明显（69.9% vs 52.5%，P<0.001），DAS28< 2.6%（33.6 vs 12.1%）[84]。在一项比较 TCZ 8mg/kg 加 MTX、TCZ 4mg/kg 加 MTX、TCZ 8mg/kg 单药和 MTX 单药治疗的研究中，所有包含 TCZ 的治疗组均显示出优于单药 MTX 的 DAS28 缓解率。然而，只有 TCZ 8mg/kg 加 MTX 组在临床、功能和影像学方面具有一致性优势[85]。

根据 ACR 和 EULAR 治疗指南，当加用 bDMARDs 时，患者应同时维持 MTX 或 csDMARDs 的治疗[26,28]。然而，多达 40% 的患者，由于 MTX 不耐受或患者偏好而中断使用，多达三分之一的患者可能采用 bDMARDs 作为单药治疗[86]。3 种 TNF 抑制剂（依那西普、阿达木单抗和赛妥珠单抗）和两种非 TNF bDMARDs（阿巴西普和妥珠单抗）被批准为可以用于单药治疗。在一项研究中，比较 ADA 和 TCZ 单药治疗对 MTX 不耐受或 MTX 不适用的患者，发现 TCZ 组的患者在 DAS28 和大多数临床指标方面优于 ADA 组[86]。因此，TCZ 作为类风湿关节炎单药治疗，对 Q.O 是合理的选择，且 TCZ 优于至少一种抗 TNF 药物[186,188]。

当开始 TCZ 治疗时，应监测 QO 的副作用。应用 TCZ

治疗最严重的副作用包括严重的感染、胃肠道穿孔及实验室检查异常。同 TNF-α 抑制剂一样,TCZ 也有增加严重感染风险尤其是机会性病原体的黑框警告。当 TCZ 与其他免疫抑制(如 MTX、激素等)联合应用的时候会增加感染的风险。如同抗 TNF 药物一样,TB 皮肤实验结果和胸部影像学结果必须在开始治疗前完善。在临床研究中,致死性严重感染的几率是 0.13 例/(100 患者·年),是很低的[57]。

TCZ 同样与一些血生化检查指标异常有关,包括中性粒细胞减少、血小板减少、LFT 升高以及血脂改变。临床试验发现应用 TCZ 能够增加血脂(总胆固醇、低密度脂蛋白、高密度脂蛋白和甘油三酯),这可能部分是由于 TCZ 能够降低炎症活性导致的。虽然临床试验没有表明心血管风险增加,但需要进一步研究以评估 TCZ 对心血管危险因素的影响[189,190]。

皮质激素

案例 44-10

问题 1: W. M. 是一位 57 岁的男性,患者进展期 RA 并且应用 SSZ 无反应。他目前不能全天工作,因此在寻找一个替代治疗方案。经过对治疗方案的讨论,W. M. 拒绝了应用 MTX 治疗,要求开始应用 HCQ。那么同时使用激素是否合适呢?需要什么剂量?

尽管长期应用激素可能产生严重的不良反应,但合理使用小剂量皮质类固醇也是非缓解期疾病治疗的重要组成部分。另外,低剂量激素可能具有一些调节疾病的功能,但是这一点是有争议的[65]。只要治疗过程短,低剂量皮质类固醇治疗是有利的。考虑到 W. M. 先生的 RA 病情活动影响到他的工作的能力,MTX 是一个更好的 DMARDs 选择。不管怎么样,联合应用 DMARDs 和中等作用强度的激素(如泼尼松 5~10mg 每日 1 次或者分开服用)是合适的[191]。Cochrane 综述显示,当量≤15mg 强的松龙的皮质类固醇剂量是优于安慰剂和 NSAIDs 作用的[192]。在大型队列研究中,泼尼松的剂量在超过 7.5mg/d 的时候与心血管事件(如心肌梗死、脑卒中、心力衰竭)风险增加 2 倍相关,同时长期应用(至少 6~12 个月)也增加了发生高血压的风险[193,194]。因此,尽量应用最小的有效剂量使用最短的时间[28]。激素的起效时间相对迅速,并且这种药物的即刻效果能够使得 W. M. 先生继续他的目前工作,并且承担照顾家庭的工作。随着 W. M. 开始对 HCQ 起反应,激素的剂量应该逐渐减量然后逐渐停用。低剂量激素治疗能够为 DMARDs 治疗起效之前提供桥接作用,然后逐步减量直至停用。

案例 44-10,问题 2: 关节内注射激素对于 W. M. 来说是否为安全和有效的治疗选择?

关节腔内注射激素

对 RA 患者来说,关节内皮质类固醇注射是安全和有效的疼痛缓解方法。该治疗方案对于一个或者几个少数关节复发的情况最为敏感有效[195]。与口服皮质类固醇治疗相比,全身副作用最小。虽然能够迅速起效,但效果往往短暂。对于 W. M. 来说,他可以从间断关节腔内激素注射治疗 RA 复发中获益。

幼年特发性关节炎

幼年特发性关节炎(juvenile idiopathic arthritis,JIA)是一组病因不明的异质性慢性关节炎疾病,发生在 16 岁以前。它是儿童期最常见的慢性风湿性疾病,在美国大约有 30 万儿童患有这种疾病,对所有种族的影响都一样,发病高峰年龄在 2 到 4 岁之间。然而,新的病例在整个儿童时期都可见,并且经常持续到成年,导致显著的发病率和身体残疾[196-198]。

临床表现与分类

从定义来说,JIA 的症状(关节炎症表现为肿胀、疼痛、关节活动受限、发热、皮肤红斑)出现在 16 岁之前,并且在至少一个关节上持续至少 6 周[199]。同其他风湿性疾病分类类似,JIA 的诊断也是排他性诊断,需要除外感染性、外伤性以及其他原因导致的[200]。

就像成人的 RA 一样,JIA 从滑膜炎症开始。由于儿童经常不能够描述关节不适、晨僵以及关节疼痛,而表现为关节的敏感性增加,出现受累关节的保护性反应或者拒绝行走。乏力和低热、食欲缺乏、体重减轻以及生长受抑都是其临床表现。根据国际风湿病学协会(International League of Associations for Rheumatology,ILAR)的建议,JIA 患者可归类于以下 7 种类型中的 1 种:①全身型;②寡关节炎型;③多关节炎型(RF+);④多关节炎型(RF-);⑤银屑病型;⑥附着点炎相关型;⑦未分化型(患者不完全满足其他 JIA 亚型的诊断标准)[201]。有关 JIA 图像的目录,包括射线照相和眼科照片,请访问 http://images. rheumatology. org/search. php? searchField = ALL&searchstring = JIA。

大约 50%~60% 的 JIA 病例为寡关节炎或者为寡关节型 JIA,这也是 JIA 最常见的类型。该型典型表现为发病在 6 岁之前,80% 的患者为女孩。寡关节炎患者是指具有 4 个或者更少的关节受累,大多数为踝关节,那些始终没有超过四个关节受累的患者被归类为持续性少关节炎,但是 50% 的患者最终会出现其他关节的受累,进而使得疾病分类发生改变[198,201]。

当在疾病的前 6 个月,JIA 累及 5 个或者 5 个以上关节而没有或很少有全身表现的时候就归类为多关节炎[201]。多关节炎可以是 RF+或者 RF-,此类患者占据大约 40% 的 JIA 患者。大多数患者为 RF-[202]。两种类型均女孩多于男孩。典型表现起病时间在 8 岁或者更大年龄,多数是在青春期。RF+的多关节炎表现类似于成人起病的 RA,表现为进展性、侵蚀性、全身关节的炎症同时伴有乏力、晨僵和炎性标志物的升高[196,198]。

银屑病型 JIA 只占据所有 JIA 病例中的很少的一部分(大约 5%),该诊断必须同时存在慢性关节炎和银屑病。如果存在以下几个条件中的两条,儿童可以诊断为银屑病型 JIA:指(趾)炎、甲床剥离或者指甲凹陷或者家族中有银

屑病家族史[196,201]。

附着点炎相关的 JIA 表现为附着点的炎症(肌腱附着与骨头的部位)同时伴有关节炎。通常在下肢。附着点炎相关 JIA 的儿童除了关节炎或者附着点炎以外还至少需要同时满足以下条件中的两个:腰骶部或者骶髂关节炎性疼痛,6 岁以上男性起病,HLA-B27 阳性,症状性前葡萄膜炎或者有附着点炎相关 JIA 或者强直性脊柱炎家族史(一级亲属)[201,203]。

案例 44-11

问题 1:J. R. 是一个 4 岁的小女孩,因为高热和关节炎入院。在入院前数周,J. R. 开始出现发热,体温波动于 39.4~41.1℃。入院前 1 周,她的膝关节出现疼痛和肿胀。查体期间,J. R. 显得乏力并且易怒,她直肠体温为 39.1℃。她拒绝行走,右髋关节有压痛,右腕和双膝都是局部发热、发红和肿胀的。可以触及全身性小的淋巴结肿大以及脾大。魏氏血沉是 82mm/h,白细胞计数是 37 000/μl 伴有轻度的核左移,红细胞压积为 33%。咽、尿液、粪便以及血细菌培养均为阴性。PPD 实验为中等强度,抗链 O、ANA 以及 RF 都是正常的,胸片以及受累关节的影像学也是正常的。心电图为窦性心动过速。在停用阿司匹林后,她出现了一过性的以关节处为著的皮疹,伴有高热。J. R. 出现了 JIA 的什么症状和体征?

最后一类 JIA 是系统性 JIA,与其他类型不同,其典型表现为全身反应如皮疹、淋巴结肿大、肝肿大或脾肿大、浆膜炎和周期性高峰热。J. R. 表现出这些明显的症状,此外,她还表现有膝关节疼痛,其他常见的关节包括手腕和踝关节受累,经常随着体温的升高而加重,但是也有可能在疾病起病的时候不明显。系统性 JIA 在男孩和女孩发病率类似,大约占据所有 JIA 的 15%。此类亚型 JIA 患儿可以同时具有正细胞、低色素性贫血、ESR 升高,以及血小板增多症、白细胞增多常见,偶尔可见白细胞计数到 30 000~50 000 个/μl。RF 阳性在 JIA 中不常见,大约只有 5%~10% 的病例有 RF 阳性[197,198]。

预后

案例 44-11,问题 2:J. R. 的预后如何?

JIA 预后较差的患者特点通常包括颈椎或者髋关节受累的关节炎、累及踝关节或者腕关节同时 ESR 或者其他炎性标志物显著或者长期升高,以及影像学破坏证据[199]。疾病缓解表现为活动性关节炎的减少、全身症状的消失(皮疹、发热、淋巴结肿大等),不存在症状性的葡萄膜炎、ESR 或者 CRP 正常、总体评定量表评估没有疾病活动。虽然只有 5% 的患者能实现真正的缓解,但随着治疗进步,持续的良好控制变得越来越普遍,多达 35%~50% 的患者通过药物治疗实现了临床缓解。尽管在护理方面有所改善,但完全缓解是很少见的,大约有 1/3 的 JIA 患儿出现长期失能以及生活质量的下降。保留关节功能对于 RF+ 多关节炎患

者来说希望不大[204-206]。尽管 J. R. 表现出了一些预后较差的指征(髋关节和腕关节受累、ESR 升高),对于这些是否会长期影响还不清楚,ANA 和 RF 滴度正常以及没有影像学破坏的表现都是有利于 J. R. 预后的方面。

治疗

JIA 的治疗目标是将关节炎症及其破坏效果最小化,控制疼痛,最大限度地保留或者重建 ROM,构建一个可以接受的生活治疗,达到长期缓解。药物治疗策略需要考虑到 JIA 的类型、目前的治疗、疾病进展的程度、疾病活动水平以及预后[199]。

非药物治疗

除了药物治疗外,许多 JIA 患者还可以从非药物治疗中获益,以帮助保持关节活动性,维持关节活动度,并防止成年残疾。JIA 患者通常比无疾病的同龄人身体活动较少,更容易疲劳,而且他们可能比同龄儿童发育晚[207]。JIA 的儿童骨密度也比他们的同龄人更容易降低。

案例 44-11,问题 3:J. R. 的父母理解药物治疗的必要性,但为了促进健康和防治疾病并发症,也希望进行生活方式干预。一旦 J. R. 的症状稳定下来,医生会给她和她的家人什么建议?

热疗和冷疗、按摩及常规物理活动训练均有助于达到减少关节炎症、控制疼痛、改善生活质量的治疗目的。有规律的体育活动,包括肌肉强化、ROM 活动、伸展和耐力训练,是安全的,不会加重关节炎。适当负重的锻炼有助于预防骨质丢失,但是在关节处于急性炎症期的时候应该避免活动。在这种情况下,对关节影响小的活动,如游泳或骑自行车都是推荐的。物理治疗和作业疗法都是有助于患儿掌握大体或者精细运动能力、平衡和协调能力[207,208]。一旦 J. R. 的情况改善,应该鼓励她参加定期锻炼和有组织的治疗课程,以提高锻炼能力和保持关节功能。

药物治疗和治疗选择

虽然国际风湿病学协会(ILAR)将 JIA 区分为七种疾病类型,但 ACR 治疗建议根据不同的系统将进行分类治疗,因为几乎没有证据支持按照疾病分类的治疗决策。5 个治疗组包括:①≤4 个关节的关节炎史;②≥5 个关节炎史;③活动性骶髂关节炎;④没有活动性关节炎的全身性关节炎;⑤有活动性关节炎的全身性关节炎[199]。然而,2013 年 ACR 对系统性关节炎的更新将治疗类别分为 3 个不同的临床表型:①具有活跃的系统性特征和不同程度的滑膜炎;②没有活跃的系统性特征和不同程度的活动性滑膜炎;③巨噬细胞活化综合征(MAS)相关临床表现。

病程中≤4 个或关节受累的治疗组包括 ILAR 疾病分类的扩展性寡关节炎、RF(-)多关节炎、RF(+)多关节炎、银屑病关节炎、附着点相关型关节炎和未分化型关节炎,在病程中,所有受影响的关节均不超过 4 个。非甾体类抗炎药早期可考虑用于那些疾病活动性低的患者,然而,加强治

疗包括关节内注射糖皮质激素,然后是甲氨蝶呤,最后在疗效差的患者中可以使用 TNF-α 抑制剂。非甾体抗炎药可作为任何 JIA 患者的辅助治疗;然而,在没有其他治疗的情况下,单药治疗不应超过 2 个月。曲安奈德是关节内糖皮质激素的首选,可以达到至少 4 个月的临床改善;如果症状在这个时期内没有得到控制,可以加用 csDMARDs 治疗[209,210]。MTX 可用于那些非甾体抗炎药和关节内注射治疗失败的患者或那些具有高疾病活性和预后差的患者。对于那些附着点炎相关的 JIA 患者,SSZ 是比 MTX 更好的初始 csDMARDs 选择,因为它有临床症状改善和长期预后控制的证据[203]。最后,在那些经过 3~6 个月的常规 MTX 治疗后仍然病情得不到控制的人,应该使用 TNF-α 抑制剂。自 ACR 治疗建议发表以来,托珠单抗已被批准用于多关节的 JIA。除系统性 JIA 外,未指定治疗部位,但作为初始治疗的补充,可以单独或联合甲氨蝶呤使用[57]。

病程中 ≥5 个关节受累的治疗组的患者应首选 MTX 为一线治疗。非甾体抗炎药在这个治疗组中作用不大;患者可能经历短暂的 1~2 个月的 NSAIDs 治疗过程,但是迅速增加 DMARDs 治疗对减缓疾病进展非常重要。由于对 LEF 的经验较多,LEF 可被用于 MTX 的替代药物或那些有高疾病活性和预后差的患者。对于那些经过 3 至 6 个月 DMARDs 治疗失败的患者,可以使用 TNF-α 抑制剂,如效果不佳,可更换另一个 TNF-α 抑制剂,或者如果在 bDMARDs 治疗 4 个月后疾病活动度仍然得不到有效控制,则可以选择阿巴西普。如果 TNF-α 抑制剂和阿巴西普失败,最后可用利妥昔单抗。

活动性骶髂关节炎的患者可能包括任何 JIA 疾病类别的个体,但是治疗组必须由该疾病的临床和影像学证据来定义。在 NSAIDs 或 csDMRADs(MTX 或 SSZ)治疗失败后可以选择 TNF-α 抑制剂[199]。

全身型 JIA 根据临床表型分为三个治疗类别。对于那些没有活动性全身症状且疾病活动性低的患者,NSAIDs 起始可作为单药使用,但不应作为单药持续治疗超过 2 个月。如具受累关节 ≤4 个,可同时考虑注射糖皮质激素,如果受累关节 ≥5 个多,应优先选择 MTX 或 LEF。如果 csDMARD 治疗失败,可以选择阿巴西普、阿那白滞素和托珠单抗等几种 bDMARDs。

大约 10% 的 JIA 患儿发生 MAS,这是一种致命的并发症,特征是发烧、全血细胞减少、肝功能不全和凝血系统疾病等,它有 6% 的死亡率。在这些患者中,应该考虑使用阿那白滞素、钙调磷酸酶抑制剂和全身糖皮质激素治疗[197]。

案例 44-11,问题 4:NSAIDs 是治疗像 J.R. 这样全身型 JIA 患者的首选药物吗?

NSAIDs 在大多数少关节和多关节 JIA 病人中可作为一线治疗 1~2 个月[199]。但不建议在活动性关节炎患者中使用 NSAIDs 作为超过 2 个月的单药治疗,无论是否存在不良预后特征[199]。像 J.R. 这样的全身型 JIA 患者,受累关节 <5 个,NSAIDs 可作为单一治疗。对于 NSAIDs 单药治疗 1 个月后仍具有持续疾病活动的患者,应加强治疗[197]。NSAIDs 对于全身型 JIA 很有用,它们可以针对关节炎症以

及全身型 JIA 中常见的发热症状[198,211]。这些药物通过抑制前列腺素的合成来控制疼痛、发烧和炎症,通常儿童能够很好地耐受。镇痛作用最快起效,持续使用 NSAIDs 其抗炎作用将在几周内开始出现。

许多传统的 NSAIDs 以及塞来昔布已被用于治疗 JIA。JIA 常用的 NSAIDs 是萘普生和布洛芬。萘普生被批准用于治疗 JIA ≥2 岁的患者,剂量为 5mg/kg,每日 2 次口服,这对学龄儿童使用是有利的,因为其给药间隔合适,且液体或片剂两种剂型的方便性好[211]。布洛芬用于治疗年龄在 1 岁以上的患者。对于 1~12 岁的患者,布洛芬建议分 3~4 次给予 30~40mg/(kg·d)。布洛芬也可有片剂和溶液制剂[212]。

多数情况下,在认为患儿对此类药物无效或者有耐受性之前应该至少尝试两种不同的 NSAIDs[213]。对一种化学类型的 NSAIDs 反应失败不能够排除对此种类型的其他药物的有效性。和成人患者一样,无法预测患儿对任何一种 NSAIDs 的反应性。

由于存在活跃的全身特征(发热、淋巴结肿大、脾肿大和一过性皮疹)以及 MD<5 和 AJC4(右髋、左膝和右膝、右腕),非甾体抗炎药和阿那白滞素是 J.R. 合适的一线药物[197]。对于 J.R. 来说,布洛芬似乎是首选的药物,因为该药为 OTC 药物,并且有溶液以及咀嚼片两种剂型,这对于 4 岁的儿童来说是一个非常重要的因素。萘普生也口服混悬液的剂型,但是必须需要处方才能获取,该药也可以作为起始治疗选择。

糖皮质激素

案例 44-11,问题 5:体重为 15kg 的 J.R. 口服萘普生,剂量 75mg,每日 2 次,剂型为 125mg/5ml 口服悬液。在过去的 4 周里,她的父母每日给她 2 次药物治疗,但是她仍然有持续发烧的疾病活动。J.R. 的下一步治疗应该是什么?

在 1 个月后仍有疾病活动的患者,继续使用 NSAIDs 单药治疗是不合适的。因此,应选择替代治疗方案。ACR 指南建议对全身型 JIA 患者使用全身性糖皮质激素治疗,对非全身型 JIA 患者不适用[199]。

尽管应用大剂量或者长期应用激素可能会有一些严重不良反应,但是低剂量激素有时候在控制疾病复发,或者在 DMARDs 药物缓慢起效控制疾病前起桥接作用。全身糖皮质激素可作为全身性 JIA 的辅助治疗[197]。

目前建议患者应用最低有效剂量的激素尽量使用最短时间以避免激素长期用带来的副作用,如高血压或者骨质疏松症。晨起口服每日 1 次的激素剂量是为了模拟生理状态下人体激素的释放规律,以最小的抑制下丘脑-垂体-肾上腺轴。对于 J.R. 来说,全身糖皮质激素是合适的下一步治疗,如果必要的话,可以考虑作为辅助治疗贯穿整个疗程。

案例 44-11,问题 6:J.R. 应该注意激素的不良反应有哪些呢?

激素常见的不良反应包括消化道不适和对消化道黏膜的损伤,情绪的变化包括抑郁或者兴奋性增加,以及升高血

压和血糖水平[212]。激素同时可以抑制皮肤的愈合、诱发骨质疏松（尤其是长期应用），视力的问题如青光眼和白内障。J. R. 的父母同时应该就在激素治疗期间接受疫苗的问题进行咨询，因为免疫抑制能够减弱正常的免疫反应。灭活疫苗对于免疫抑制的患者来说是安全的，可以根据需要进行免疫[212]。免疫抑制患者同健康人群比较对于疫苗的免疫反应较弱。因此这些患者可能需要更大剂量或者更频繁的免疫疫苗治疗。

对于免疫抑制患者应用活病毒疫苗需要引起极大的关注。接受激素治疗患者的免疫抑制风险取决于激素剂量、时间长短以及使用途径。局部的激素应用（如外用、吸入及关节腔内）不会增加患者的风险[214]。短期接受激素治疗的患者（如<2 周），隔日 1 次应用短效的激素或者剂量不超过中等程度范围的患者可以应用活毒疫苗。如果应用激素的剂量为泼尼松 2mg/（kg·d）或者 20mg/d 及其等效剂量及以上的患者，其免疫抑制的风险极高，这些患者不应该接受活疫苗。接受大剂量激素的患者和超过 2 周以上的患者应该至少等待 3 个月才能接受活疫苗[214]。

关节腔内激素治疗

案例 44-11，问题 7： J. R. 的双膝疼痛一直限制着她走路。她的父母很担心她缺乏活动，想知道是否有办法更快的减轻她的痛苦。关节腔内激素治疗是减少 J. R. 膝关节疼痛的合适选择吗？

关节腔内注射激素治疗对于 JIA 患者来说是一种高效的治疗方法。这种治疗针对于传统 NSAID 治疗效果不佳或者表现为单关节炎或者寡关节炎的患者。目前的临床指南建议疾病活动的单关节或少关节的 JIA 患者推荐应用关节腔内注射，并且与疾病活动程度、预后以及关节变形情况无关[199]。关节内注射激素也被推荐为其他类型 JIA 的辅助治疗，包括 5 个或更多关节受累的活动性疾病和全身型 JIA 患者。同 NSAIDs 相比较，激素注射治疗能够更好地减少关节疼痛的时间[213]。对于 JIA 患者来说，应用关节腔内注射能够使超过 80% 的患者在注射关节得到完全的疾病缓解超过 6 个月，60% 的患者治疗后能够停用所有的口服药物[215]。一项研究在平均随访 30 个月之后发现，激素治疗的长期不良反应（如影响关节稳定性、骨质疏松症、软组织萎缩）均未发生。因此，对于寡关节疾病就是病变局限于少数几个关节的患者来说关节内注射是安全而有效的选择[198]。

对于关节腔内激素注射治疗对于受累关节有限的 H. Y. 来说是一个安全的有效的方法。在注射后的几天，他的膝关节和踝关节应该限制活动，但是鼓励继续进行非负重的物理治疗来保证治疗后关节的灵活性和活动度[213]。每隔数个月后可重复关节腔内注射治疗。不良反应包括局部脂肪萎缩、关节钙化，这两个都不会产生特别的临床问题。

缓解病情的抗风湿药物

案例 44-11，问题 8： 糖皮质激素单药治疗 2 周后，J. R. 仍有中度的疾病活动。她的医生想开始使用 DMARD 治疗，但不确定 csDMARDs 还是 bDMARDs 首选。如何选择？

不多于 4 个关节炎受累（如持续性少关节炎）的 JIA 患者以及有 5 个或更多的关节炎受累[如持续性少关节炎和多关节炎（RF 阳性和 RF 阴性）]的 JIA 患者都应考虑早期 csDMARDs 治疗[199]。MTX 是这些类型 JIA 的治疗选择。对于全身型 JIA，MTX 或 LEF 在没有全身症状和 AJC>4 的患者中应视为一线治疗，有任何数量关节受累的活动关节炎作为二线治疗。MTX 或 LEF 也可被认为是没有系统症状的全身型 JIA 的二线治疗。但是，csDMARDs 还没有被证明对全身型 JIA 有效[216,217]。对于像 J. R. 这样的全身型 JIA，又具有活动性全身症状的患者，可以考虑 MTX 或 LEF，但是考虑到缺乏有效证据，可以首选 bDMARDs。

生物制剂

案例 44-11，问题 9： 鉴于 csDMARDs 不是 J. R 的最佳治疗选择，对于 J. R.，哪个 bDMARDs 最适合治疗全身型 JIA？

目前 FDA 批准治疗 JIA 的生物制剂有四种：依那西普、阿达木单抗和阿巴西普用于 JIA，卡那津单抗用于全身型 JIA。也有一些 bDMARDs 未被 FDA 批准用于治疗 JIA，但 ACR 指南中有推荐，包括阿那白滞素、列洛昔普、利妥昔单抗、TNF-α 类抑制剂和托珠单抗[197]。尽管 TNF-α 抑制剂在治疗成人类风湿关节炎和多关节炎型 JIA 方面显示出优异的疗效，但是在治疗全身型 JIA 方面它们没有显示出类似的效果。全身型 JIA 的确切病理生理学机制尚不清楚，但促炎细胞因子 IL-1 和 IL-6 已被确定，并为药物治疗的目标[197,217-219]。因此，IL-1 抑制剂阿那白滞素、卡那津单抗和列洛昔普以及 IL-6 抑制剂托珠单抗已证明对全身型 JIA 的治疗有效，ACR 治疗指南中也阐述了它们的使用方法[197]。

IL-1 抑制剂阿那白滞素和卡那津单抗被推荐用于全身 JIA 的治疗，而列洛昔普在治疗中的地位尚不清楚。阿那白滞素通过抑制 IL-1 与白细胞介素-1 型受体（IL-1R1）的结合而阻断 IL-1α 和 IL-1β 的活性。虽然阿那白滞素在成人类风湿关节炎治疗中没有达到最理想的疗效，但全身型 JIA 患者对阿那白滞素治疗反应很好。阿那白滞素治疗难治性全身型 JIA 患者效果良好的病例报告逐渐在增加[217,220]。在一项针对全身型 JIA 患者的小型随机、对照试验中，阿那白滞素组 12 名患者中有 8 名获得初步治疗效果（临床症状改善 30%，发热消退，CRP 和 ESR 均减少 50% 或正常），而对照组 12 名患者中有 1 名获得初步治疗效果。此外，对照组中有 10 名患者在 1 个月后转为阿那白滞素，其中 9 名患者也对阿那白滞素治疗有效[220]。虽然阿那白滞素没有 FDA 批准用于 JIA，在临床试验中使用的剂量是每日皮下注射 2mg/kg，最大每日剂量为 100mg[220]。与所有的 bDMARDs 一样，患者在使用阿那白滞素时被监测到感染的风险增加。像 J. R. 这种对 NSAID 和激素单一疗法疗效不佳的患者，阿那白滞素是一种合适的治疗方法。

卡那津单抗是一种人单克隆抗体，它结合 IL-1β 并阻断其与 IL-1 受体的相结合。FDA 批准的剂量是，体重 ≥7.5kg 患者每 4 周皮下注射 4mg/kg 治疗全身型 JIA（最

大剂量 300mg)[221]。在一项评价卡那津单抗治疗全身型 JIA 的随机、安慰剂对照试验中，在给药 15 天后，84% 的受试者在卡那津单抗组中得到了 30% 的临床缓解，而安慰剂组仅有 10% 的临床缓解（P<0.001）[221]。在另一个开放性试验中，32 周后，卡那津单抗治疗组患者病情活动显著降低，而卡那津单抗治疗组的平均糖皮质激素使用剂量也降低[222]。卡那津单抗和其他 bDMARDs 一样，与感染风险增加有关。也与 MAS 有关。这可能由于用卡那津单抗治疗的患者的严重程度不同，目前还没有确定确切的因果关系[222]。卡那津单抗也可以是 J. R. 的一种治疗选择。每月 1 次的给药方法比阿那白滞素更方便。

列洛昔普是白细胞介素 1 抑制剂它结合 IL-1β 以及 IL-1α，使其和 IL-1 受体结合力下降[223]。虽然列洛昔普已证明对全身型 JIA 有效，但它在治疗中的地位仍不能确定[224]。它不应用作一线治疗，根据 ACR 指南，其对持续疾病活动的 JIA 患者使用也是不确定的[197]。

托珠单抗是一种抗 IL-6 受体的单克隆抗体。推荐用于活动性全身型 JIA 患者，以及在糖皮质激素单药疗法、csDMARDs 或阿那白滞素治疗后仍持续疾病活动的 JIA 患者[197]。也推荐用于在阿那白滞素或 csDMARDs 治疗后 AJC>0 但没有全身症状的全身型 JIA 患者中[197]。全身型 JIA 在临床试验中使用 TCZ 的剂量为体重≥30kg 的 8mg/kg 或体重<30kg 的 12mg/kg，每 2 周静脉注射[225]。在 TCZ 治疗全身型 JIA 的随机试验中，接受 TCZ 治疗的儿童中有 71% 在临床状况上得到 70% 的改善，而接受安慰剂的儿童只有 8%[227]。与卡那津单抗一样，TCZ 和 MAS 发生之间存在联系，而阿那白滞素已被证明对治疗 MAS 有效[217]。

J. R. 已经尝试过 NSAIDs 和全身糖皮质激素，但她仍然有活动性全身型 RA。阿那白滞素、卡那津单抗和托珠单抗都是治疗 J. R. 的适当选择。卡那津单抗是 FDA 批准的全身型 JIA 的治疗药物，并且在这三种选择中是最方便的给药方案。因此，卡那津单抗是 J. R. 的最佳选择。

问题 1：7 岁的 C. E. 有多关节炎，一直对 NSAID 或 MTX 治疗没有满意疗效。考虑到许多潜在的副作用，C. E. 的父母拒绝让女儿服用激素。他们担心永久性关节损伤，希望尝试一种生物制剂，希望能够抑制疾病活动。他们听说生物药物"比激素更安全"，他们想知道哪些药物可以治疗 C. E.。

目前 FDA 批准治疗 JIA 的生物制剂有 3 种：依那西普、阿达木单抗和阿巴西普。如前一节所讨论的，卡那津单抗用于治疗全身型 JIA。

依那西普是一种重组的 TNF 受体 Fc 片段融合蛋白，适用于 2 岁以上 JIA 患者，经过最大耐受剂量 MTX 治疗 3 个月，仍然具有活动的 RA 少关节或多关节型 JIA 患者推荐使用 ETA[199]。推荐使用剂量为每周 0.8mg/kg（最大剂量为 50mg）皮下注射[44]。与成人相比较，依那西普在儿童中的安全性类似，但是儿童患者腹痛（17% 的 JIA 患者 vs 5% 的 RA 成人患者）和恶心（14.5% 的 JIA 患者 vs <3% 的 RA 成

人患者）的发生率明显升高。JIA 患者在使用依那西普治疗前，应强化他们的免疫接种，因为应用依那西普后对疫苗的反应性未知。JIA 长期应用依那西普的有效性和安全性已经有超过 10 年的治疗数据所支持[226]。

阿达木单抗是一种人源性的单克隆 TNF-α 抗体，被批准用于 2 岁及 2 岁以上中度至重度活动性多关节 JIA 患者[45]。该药以体重计算药物剂量（体重 10~15kg 的患儿为 10mg，体重 15~30kg 的患儿为 20mg，体重≥30kg 的患儿为 40mg），每隔 1 周皮下注射 1 次[45]。一项纳入 171 名 JIA 患者，阿达木单抗单药治疗以及联合 MTX 治疗的研究显示，患儿采用联合治疗对疾病改善的效果优于阿达木单抗单药治疗[45]。在应用阿达木单抗期间可以继续应用激素、水杨酸类、NSAIDs，或者其他镇痛药。

阿巴西普是一种注射用生物制剂，主要通过抑制 T 细胞的激活起作用。该药在 2008 年批准用于治疗 6 岁或者以上的中度至重度活动性多关节型 JIA 患儿。患者体重轻于 75kg 的用法为静脉输注 10mg/kg，持续时间为 30 分钟，对于体重 75kg 以上的患者应接受成人静脉给药量，最大剂量为 1 000mg[52]。所有患儿在首次输注后的 2 周和 4 周再次接受输注治疗，以后每隔 4 周治疗 1 次[52]。与 TNF-α 抑制剂不一样，阿巴西普不是立刻起效，而是在重复数个月的疗程后效果逐渐显现[213]。

其他的生物制剂包括 TNF-α 抑制剂，目前 FDA 没有批准用于 JIA 患者，但已被研究。从临床研究中的数据发现这些治疗对于 JIA 都是有效的，并且没有增加严重不良反应的风险。由于药物作用机制的关系，所有的生物制剂都存在降低感染抵抗力的不良反应，因此应用的时候必须严格监测患者感染的征象。

所有 FDA 批准的生物制剂，C. E. 适合应用的有依那西普、阿达木单抗或阿巴西普。因为阿巴西普不能立即发挥作用，依那西普或阿达木单抗可能是首选。并且因为阿达木单抗可以每 2 周使用的方法与依那西普每周 2 次的使用方法比较更易于接受。在阿达木单抗应用期间，她同时可以继续应用 NSAID 和 MTX 治疗，因为和这些药物联合应用与阿达木单抗单药治疗比较更易得到临床改善。

问题 1：T. T. 从她的社区医生处转诊到风湿病专科诊所。她今年 9 岁，一直抱怨在家里鞋子弄伤了脚，在学校不能和同学一起跑步。体格检查发现她有多关节肿胀和关节处红斑皮疹（双足跗跖关节和跖趾关节，双踝以及双膝）。她的 CBC 值都是正常的，她的 ESR 是正常的，RF 阳性。除了 NSAIDs 和类固醇激素治疗之外，风湿病医生还想开始使用 DMARDs 药物。什么 DMARDs 适用于治疗 T. T 的 JIA？

RF+多关节炎和早发 JIA 患者在关节功能方面预后差，应尽早考虑 DMARDs 治疗。MTX 是多关节炎 JIA 的首选药物[227]。T. T. 表现出典型的 RF+多关节炎的症状，选择 MTX 作为一线药物治疗是合适的。MTX 治疗 JIA 的推荐剂量为每周口服或皮下注射 10mg/m²。食物会减少 MTX

的生物利用度,因此 MTX 应在空腹服用。在使用 MTX 治疗 2 年的 JIA 患者中,关节损伤改善或减缓的放射学证据被证实了[228]。其他的 DMARDs 选择包括氟来米特、柳氮磺吡啶或羟氯喹。MTX 优于这些替代的 csDMARDs,来氟米特是治疗次选的 csDMARDs[199]。

案例 44-13,问题 2: MTX 治疗 T. T. 预期反应是什么?

长期或者永久的 JIA 相关关节损伤相对于成人 RA 来说会少一些,因此当疾病缓解时候可以尝试停用 MTX。停用 MTX 的最佳时机目前还不清楚,但是该药不应该在 1 年内停用,对于复发高危人群更应该缓慢停药[229,230]。确诊时年龄较小(<4.5 岁)和寡关节炎进展到多关节炎 JIA 是复发的最大危险因素[229,231]。

儿童耐受 MTX 良好,严重的不良反应(如一过性的肝酶升高、恶心、呕吐和口腔溃疡)发生率低[230]。这些不良反应可以通过每日服用叶酸(1mg)或者每周服用叶酸(MTX 治疗后次日服用)来减少。JIA 患者应用 MTX 时的肝毒性监测以及活检的建议和成人 RA 患者指南推荐的一样。联合 MTX 与其他 DMARDs 的效果在儿童患者中没有相关研究。

(毛璐　伍沪生 译,满斯亮 校,伍沪生 审)

参考文献

1. Arthritis Foundation. What is arthritis? http://www.arthritis.org/about-arthritis/understanding-arthritis/. Accessed July 25, 2015.
2. Myasoedova E et al. Is the incidence of rheumatoid arthritis rising?: results from Olmsted County, Minnesota, 1955-2007. *Arthritis Rheum*. 2010;62(6):1576–1582.
3. Firestein G. Etiology and pathogenesis of rheumatoid arthritis. In: Kelley W, ed. *Kelley's Textbook of Rheumatology*. 9th ed. Philadelphia, PA: Saunders/Elsevier; 2013:1059–1108.
4. Helmick CG et al. Estimates of the prevalence of arthritis and other rheumatic conditions in the United States. Part I. *Arthritis Rheum*. 2008;58(1):15–25.
5. Tobón GJ et al. The environment, geo-epidemiology, and autoimmune disease: Rheumatoid arthritis. *Autoimmun Rev*. 2010;9(5):A288–A292.
6. Carlens C et al. Smoking, use of moist snuff, and risk of chronic inflammatory diseases. *Am J Respir Crit Care Med*. 2010;181(11):1217–1222.
7. Hale L. Pathology of rheumatoid arthritis and associated disorders. In: Koopman WJ ML, ed. *Arthritis and Allied Conditions: A Textbook of Rheumatology*. 15th ed. Philadelphia, PA: Lippincott Williams & Wilkins; 2005:1117.
8. Carter RH. B cells in health and disease. *Mayo Clin Proc*. 2006;81(3):377–384.
9. Lee M. *Rheumatic Diseases. Basic Skills in Interpreting Laboratory Data*. 5th ed. Bethesda, MD: American Society of Health-System Pharmacists; 2013.
10. Sweeney S et al. Clinical features of rheumatoid arthritis. In: Firestein G, ed. *Kelley's Textbook of Rheumatology*. 9th ed. Philadelphia, PA: Sanders/Elsevier; 2013:1109–1136.
11. Wasserman AM. Diagnosis and management of rheumatoid arthritis. *Am Fam Physician*. 2011;84(11):1245–1252.
12. Edworthy SM. Morning stiffness: sharpening an old saw? *J Rheumatol*. 1999;26(5):1015–1017.
13. Guidelines ACoRSoRA. Guidelines for the management of rheumatoid arthritis: 2002 Update. *Arthritis Rheum*. 2002;46(2):328–346.
14. Aletaha D et al. 2010 Rheumatoid arthritis classification criteria: an American College of Rheumatology/European League Against Rheumatism collaborative initiative. *Arthritis Rheum*. 2010;62(9):2569–2581.
15. Balsa A et al. Influence of HLA DRB1 alleles in the susceptibility of rheumatoid arthritis and the regulation of antibodies against citrullinated proteins and rheumatoid factor. *Arthritis Res Ther*. 2010;12(2):R62.
16. Scott DL et al. Rheumatoid arthritis. *Lancet*. 2010;376(9746):1094–1108.
17. Andrade F et al. Autoantibodies in rheumatoid arthritis. In: Firestein G, ed. *Kelley's Textbook of Rheumatology*. 9th ed. Philadelphia, PA: Saunders/Elsevier; 2013:504–817.
18. Jansen LM et al. Predictors of radiographic joint damage in patients with early rheumatoid arthritis. *Ann Rheum Dis*. 2001;60(10):924–927.
19. Wild N et al. Diagnosis of rheumatoid arthritis: multivariate analysis of biomarkers. *Biomarkers*. 2008;13(1):88–105.
20. Rantapää-Dahlqvist S et al. Antibodies against cyclic citrullinated peptide and IgA rheumatoid factor predict the development of rheumatoid arthritis. *Arthritis Rheum*. 2003;48(10):2741–2749.
21. Sun J et al. Diagnostic accuracy of combined tests of anti cyclic citrullinated peptide antibody and rheumatoid factor for rheumatoid arthritis: a meta-analysis. *Clin Exp Rheumatol*. 2014;32(1):11–21.
22. Turesson C et al. Extra-articular disease manifestations in rheumatoid arthritis: incidence trends and risk factors over 46 years. *Ann Rheum Dis*. 2003;62(8):722–727.
23. Turesson C, Jacobsson LT. Epidemiology of extra-articular manifestations in rheumatoid arthritis. *Scand J Rheumatol*. 2004;33(2):65–72.
24. Gerli R et al. Precocious atherosclerosis in rheumatoid arthritis: role of traditional and disease-related cardiovascular risk factors. *Ann N Y Acad Sci*. 2007;1108:372–381.
25. Peters MJ et al. EULAR evidence-based recommendations for cardiovascular risk management in patients with rheumatoid arthritis and other forms of inflammatory arthritis. *Ann Rheum Dis*. 2010;69(2):325–331.
26. Smolen JS et al. EULAR recommendations for the management of rheumatoid arthritis with synthetic and biological disease-modifying antirheumatic drugs: 2013 update. *Ann Rheum Dis*. 2014;73(3):492–509.
27. Singh JA et al. 2012 update of the 2008 American College of Rheumatology recommendations for the use of disease-modifying antirheumatic drugs and biologic agents in the treatment of rheumatoid arthritis. *Arthritis Care Res (Hoboken)*. 2012;64(5):625–639.
28. Singh JA et al. 2015 American College of Rheumatology Guideline for the Treatment of Rheumatoid Arthritis. *Arthritis Rheumatol*. 2016;68(1):1–26.
29. Vliet Vlieland TP. Non-drug care for RA—is the era of evidence-based practice approaching? *Rheumatology (Oxford)*. 2007;46(9):1397–1404.
30. Häkkinen A et al. A randomized two-year study of the effects of dynamic strength training on muscle strength, disease activity, functional capacity, and bone mineral density in early rheumatoid arthritis. *Arthritis Rheum*. 2001;44(3):515–522.
31. Van Den Ende CH et al. Dynamic exercise therapy for rheumatoid arthritis. *Cochrane Database Syst Rev*. 2000;(2):CD000322.
32. Egan M et al. Splints/orthoses in the treatment of rheumatoid arthritis. *Cochrane Database Syst Rev*. 2003;(1):CD004018.
33. Rogers MP et al. Psychological care of adults with rheumatoid arthritis. *Ann Intern Med*. 1982;96(3):344–348.
34. Dickens C et al. Depression in rheumatoid arthritis: a systematic review of the literature with meta-analysis. *Psychosom Med*. 2002;64(1):52–60.
35. Astin JA et al. Psychological interventions for rheumatoid arthritis: a meta-analysis of randomized controlled trials. *Arthritis Rheum*. 2002;47(3):291–302.
36. Felson DT et al. American College of Rheumatology/European League Against Rheumatism provisional definition of remission in rheumatoid arthritis for clinical trials. *Arthritis Rheum*. 2011;63(3):573–586.
37. Xeljanz (tofacitinib citrate) [package insert]. New York: Pfizer Laboratories; 2016.
38. O'Dell J. Treatment of rheumatoid arthritis. In: Firestein G, ed. *Kelley's Textbook of Rheumatology*. 9th ed. Philadelphia, PA: Saunders/Elsevier; 2013:1137–1160.
39. TheMedicalLetter.org. Drugs for rheumatoid arthritis. *Treat Guidel Med Lett*. 2014:37–44.
40. TheMedicalLetter.org. Drugs for rheumatoid arthritis. *Treat Guidel Med Lett*. 2009;7(81):37–46.
41. Jenkins JK, Hardy KJ. Biological modifier therapy for the treatment of rheumatoid arthritis. *Am J Med Sci*. 2002;323(4):197–205.
42. Moreland LW et al. T cell receptor peptide vaccination in rheumatoid arthritis: a placebo-controlled trial using a combination of Vbeta3, Vbeta14, and Vbeta17 peptides. *Arthritis Rheum*. 1998;41(11):1919–1929.
43. Moreland LW et al. Etanercept therapy in rheumatoid arthritis. A randomized, controlled trial. *Ann Intern Med*. 1999;130(6):478–486.
44. Enbrel (etanercept) [package insert]. Thousand Oaks, CA: Immunex; 2015.
45. Humira (adalimumab) [package insert]. North Chicago, IL: Abbott Laboratories; 2016.
46. Remicade (infliximab)[package insert]. Horsham, PA: Centocor; 2015.
47. Cimzia (certolizumab pegol) [package insert]. Smyma, GA: UCB; 2016.
48. Nurmohamed MT. Newer biological agents in the treatment of rheumatoid arthritis: do the benefits outweigh the risks? *Drugs*. 2009;69(15):2035–2043.
49. Simponi (golimumab)[package insert]. Horsham, PA: Janssen Biotech; 2016.
50. Singh JA et al. A network meta-analysis of randomized controlled trials of biologics for rheumatoid arthritis: a Cochrane overview. *Can Med Assoc J*. 2009;181(11):787–796.
51. Louie SG et al. Biological response modifiers in the management of rheu-

matoid arthritis. *Am J Health Syst Pharm.* 2003;60(4):346–355.

52. Orencia (abatacept) [package insert]. Princeton, NJ: Bristol Meyer Squibb; 2015.

53. Kremer JM et al. Results of a two-year followup study of patients with rheumatoid arthritis who received a combination of abatacept and methotrexate. *Arthritis Rheum.* 2008;58(4):953–963.

54. Rituxan (rituximab) [package insert]. South San Francisco, CA: Biogen Idec and Amgen; 2016.

55. Genovese MC et al. Longterm safety and efficacy of tocilizumab in patients with rheumatoid arthritis: a cumulative analysis of up to 4.6 years of exposure. *J Rheumatol.* 2013;40(6):768–780.

56. van Vollenhoven RF et al. Longterm safety of patients receiving rituximab in rheumatoid arthritis clinical trials. *J Rheumatol.* 2010;37(3):558–567.

57. Actemra (tocilizumab) [package insert]. South San Francisco, CA: Genentech; 2014.

58. Lipsky PE. Interleukin-6 and rheumatic diseases. *Arthritis Res Ther.* 2006;8(Suppl 2):S4.

59. Nakahara H, Nishimoto N. Anti-interleukin-6 receptor antibody therapy in rheumatic diseases. *Endocr Metab Immune Disord Drug Targets.* 2006;6(4):373–381.

60. Singh JA et al. Risk of serious infection in biological treatment of patients with rheumatoid arthritis: a systematic review and meta-analysis. *Lancet.* 2015;386(9990):258–265.

61. Gorter SL et al. Current evidence for the management of rheumatoid arthritis with glucocorticoids: a systematic literature review informing the EULAR recommendations for the management of rheumatoid arthritis. *Ann Rheum Dis.* 2010;69(6):1010–1014.

62. Kirwan JR et al. Effects of glucocorticoids on radiological progression in rheumatoid arthritis. *Cochrane Database Syst Rev.* 2007(1):CD006356.

63. Buttgereit F et al. Low-dose prednisone chronotherapy for rheumatoid arthritis: a randomised clinical trial (CAPRA-2). *Ann Rheum Dis.* 2013;72(2):204–210.

64. Buttgereit F et al. Targeting pathophysiological rhythms: prednisone chronotherapy shows sustained efficacy in rheumatoid arthritis. *Ann Rheum Dis.* 2010;69(7):1275–1280.

65. Buttgereit F et al. Efficacy of modified-release versus standard prednisone to reduce duration of morning stiffness of the joints in rheumatoid arthritis (CAPRA-1): a double-blind, randomised controlled trial. *Lancet.* 2008;371(9608):205–214.

66. Saag KG. Resolved: Low-dose glucocorticoids are neither safe nor effective for the long-term treatment of rheumatoid arthritis. *Arthritis Rheum.* 2001;45(5):468–471.

67. Crofford LJ. Use of NSAIDs in treating patients with arthritis. *Arthritis Res Ther.* 2013;15(Suppl 3):S2.

68. Rovati GE et al. Dual COXIB/TP antagonists: a possible new twist in NSAID pharmacology and cardiovascular risk. *Trends Pharmacol Sci.* 2010;31(3):102–107.

69. Rao P, Knaus EE. Evolution of nonsteroidal anti-inflammatory drugs (NSAIDs): cyclooxygenase (COX) inhibition and beyond. *J Pharm Pharm Sci.* 2008;11(2):81s–110s.

70. Ivanova IP et al. Characterization of immunogenic properties of polyclonal T cell vaccine intended for the treatment of rheumatoid arthritis. *Bull Exp Biol Med.* 2007;144(4):630–634.

71. Ivanova I et al. Immune responses induced by T-cell vaccination in patients with rheumatoid arthritis. *Hum Vaccin Immunother.* 2014;10(5):1221–1227.

72. Benham H et al. Citrullinated peptide dendritic cell immunotherapy in HLA risk genotype-positive rheumatoid arthritis patients. *Sci Transl Med.* 2015;7(290):290ra287.

73. de Jong PH et al. Randomised comparison of initial triple DMARD therapy with methotrexate monotherapy in combination with low-dose glucocorticoid bridging therapy; 1-year data of the tREACH trial. *Ann Rheum Dis.* 2014;73(7):1331–1339.

74. Dougados M et al. Combination therapy in early rheumatoid arthritis: a randomised, controlled, double blind 52 week clinical trial of sulphasalazine and methotrexate compared with the single components. *Ann Rheum Dis.* 1999;58(4):220–225.

75. Strand V et al. Treatment of active rheumatoid arthritis with leflunomide compared with placebo and methotrexate. Leflunomide Rheumatoid Arthritis Investigators Group. *Arch Intern Med.* 1999;159(21):2542–2550.

76. Hishitani Y et al. Retention of tocilizumab and anti-tumour necrosis factor drugs in the treatment of rheumatoid arthritis. *Scand J Rheumatol.* 2013;42(4):253–259.

77. Alten R et al. Long-term safety of subcutaneous abatacept in rheumatoid arthritis: integrated analysis of clinical trial data representing more than four years of treatment. *Arthritis Rheumatol.* 2014;66(8):1987–1997.

78. Horák P et al. Abatacept and its use in the treatment of rheumatoid arthritis (RA) in the Czech Republic-data from the ATTRA registry. *Clin Rheumatol.* 2013;32(10):1451–1458.

79. Mok CC. Rituximab for the treatment of rheumatoid arthritis: an update.

Drug Des Devel Ther. 2014;8:87–100.

80. Buch MH et al. Updated consensus statement on the use of rituximab in patients with rheumatoid arthritis. *Ann Rheum Dis.* 2011;70(6):909–920.

81. Slimani S et al. Rituximab in rheumatoid arthritis and the risk of malignancies: report from a French cohort. *Joint Bone Spine.* 2011;78(5):484–487.

82. Parida JR et al. Is non-biological treatment of rheumatoid arthritis as good as biologics? *World J Orthop.* 2015;6(2):278–283.

83. Jones G et al. Comparison of tocilizumab monotherapy versus methotrexate monotherapy in patients with moderate to severe rheumatoid arthritis: the AMBITION study. *Ann Rheum Dis.* 2010;69(1):88–96.

84. Nishimoto N et al. Study of active controlled monotherapy used for rheumatoid arthritis, an IL-6 inhibitor (SAMURAI): evidence of clinical and radiographic benefit from an x ray reader-blinded randomised controlled trial of tocilizumab. *Ann Rheum Dis.* 2007;66(9):1162–1167.

85. Burmester G et al. Tocilizumab in combination and monotherapy versus methotrexate in MTX-naive patients with early rheumatoid arthritis. *Ann Rheum Dis.* 2013;72(Suppl 3):A63.

86. Gabay C et al. Tocilizumab monotherapy versus adalimumab monotherapy for treatment of rheumatoid arthritis (ADACTA): a randomised, double-blind, controlled phase 4 trial. *Lancet.* 2013;381(9877):1541–1550.

87. Singh JA et al. Development of classification and response criteria for rheumatic diseases. *Arthritis Rheum.* 2006;55(3):348–352.

88. van der Kooij SM et al. Probability of continued low disease activity in patients with recent onset rheumatoid arthritis treated according to the disease activity score. *Ann Rheum Dis.* 2008;67(2):266–269.

89. Daul P, Grisanti J. Monitoring response to therapy in rheumatoid arthritis—perspectives from the clinic. *Bull NYU Hosp Jt Dis.* 2009;67(2):236–242.

90. Aletaha D, Smolen J. The Simplified Disease Activity Index (SDAI) and the Clinical Disease Activity Index (CDAI): a review of their usefulness and validity in rheumatoid arthritis. *Clin Exp Rheumatol.* 2005;23(5, Suppl 39):S100–S108.

91. Hicks A et al. Medical imaging and radiographic analysis of the rheumatoid patient. *Clin Podiatr Med Surg.* 2010;27(2):209–218.

92. Cohen G et al. Radiological damage in patients with rheumatoid arthritis on sustained remission. *Ann Rheum Dis.* 2007;66(3):358–363.

93. Koopman WJ Moreland LW. NSAIDs for RA. In: Koopman WJ, Moreland LW, eds. *Arthritis and Allied Conditions: A Textbook of Rheumatology.* 15th ed. Philadelphia, PA: Lippincott Williams & Wilkins; 2005.

94. Mann JL, Evans TS. Gastrointestinal-related complications in a long-term care population taking NSAIDs versus COX-2 inhibitor therapy. *Consult Pharm.* 2004;19(7):602–613.

95. McGettigan P, Henry D. Cardiovascular risk and inhibition of cyclooxygenase: a systematic review of the observational studies of selective and nonselective inhibitors of cyclooxygenase 2. *JAMA.* 2006;296(13):1633–1644.

96. Bhala N et al. Vascular and upper gastrointestinal effects of non-steroidal anti-inflammatory drugs: meta-analyses of individual participant data from randomised trials. *Lancet.* 2013;382(9894):769–779.

97. Massó González EL et al. Variability among nonsteroidal antiinflammatory drugs in risk of upper gastrointestinal bleeding. *Arthritis Rheum.* 2010;62(6):1592–1601.

98. Roth SH. NSAID gastropathy. A new understanding. *Arch Intern Med.* 1996;156(15):1623–1628.

99. García Rodríguez LA, Barreales Tolosa L. Risk of upper gastrointestinal complications among users of traditional NSAIDs and COXIBs in the general population. *Gastroenterology.* 2007;132(2):498–506.

100. Silverstein FE et al. Gastrointestinal toxicity with celecoxib vs nonsteroidal anti-inflammatory drugs for osteoarthritis and rheumatoid arthritis: the CLASS study: a randomized controlled trial. Celecoxib Long-term Arthritis Safety Study. *JAMA.* 2000;284(10):1247–1255.

101. Brooks PM, Day RO. Nonsteroidal antiinflammatory drugs—differences and similarities. *N Engl J Med.* 1991;324(24):1716–1725.

102. Wolfe MM et al. Gastrointestinal toxicity of nonsteroidal antiinflammatory drugs. *N Engl J Med.* 1999;340(24):1888–1899.

103. Singh G et al. Gastrointestinal tract complications of nonsteroidal anti-inflammatory drug treatment in rheumatoid arthritis. A prospective observational cohort study. *Arch Intern Med.* 1996;156(14):1530–1536.

104. Singh G, Triadafilopoulos G. Epidemiology of NSAID induced gastrointestinal complications. *J Rheumatol Suppl.* 1999;56:18–24.

105. TheMedicalLetter.org. Treatment of peptic ulcers and GERD. *Treat Guidel Med Lett.* 2008;6(72):55–60.

106. Graham DY et al. Ulcer prevention in long-term users of nonsteroidal anti-inflammatory drugs: results of a double-blind, randomized, multicenter, active- and placebo-controlled study of misoprostol vs lansoprazole. *Arch Intern Med.* 2002;162(2):169–175.

107. Lanza FL et al. Guidelines for prevention of NSAID-related ulcer complications. *Am J Gastroenterol.* 2009;104(3):728–738.

108. Vergara M et al. Meta-analysis: role of Helicobacter pylori eradication in the prevention of peptic ulcer in NSAID users. *Aliment Pharmacol Ther*. 2005;21(12):1411–1418.

109. Albeldawi M et al. Managing acute upper GI bleeding, preventing recurrences. *Cleve Clin J Med*. 2010;77(2):131–142.

110. Lanas A. Prevention and treatment of NSAID-induced gastroduodenal injury. *Curr Treat Options Gastroenterol*. 2006;9(2):147–156.

111. Szczeklik A, Stevenson DD. Aspirin-induced asthma: advances in pathogenesis, diagnosis, and management. *J Allergy Clin Immunol*. 2003;111(5):913–921; quiz 922.

112. Woessner KM et al. The safety of celecoxib in patients with aspirin-sensitive asthma. *Arthritis Rheum*. 2002;46(8):2201–2206.

113. Martín-García C et al. Safety of a cyclooxygenase-2 inhibitor in patients with aspirin-sensitive asthma. *Chest*. 2002;121(6):1812–1817.

114. Gyllfors P et al. Biochemical and clinical evidence that aspirin-intolerant asthmatic subjects tolerate the cyclooxygenase 2-selective analgetic drug celecoxib. *J Allergy Clin Immunol*. 2003;111(5):1116–1121.

115. Anderson RJ et al. Unrecognized adult salicylate intoxication. *Ann Intern Med*. 1976;85(6):745–748.

116. May N et al. Selective COX-2 inhibitors: a review of their therapeutic potential and safety in dentistry. *Oral Surg Oral Med Oral Pathol Oral Radiol Endod*. 2001;92(4):399–405.

117. Douketis JD et al. Perioperative management of antithrombotic therapy: Antithrombotic Therapy and Prevention of Thrombosis, 9th ed: American College of Chest Physicians Evidence-Based Clinical Practice Guidelines. *Chest*. 2012;141(2, Suppl):e326S–350S.

118. Ortel TL. Perioperative management of patients on chronic antithrombotic therapy. *Hematol Am Soc Hematol Educ Program*. 2012;2012:529–535.

119. Janssen NM, Genta MS. The effects of immunosuppressive and anti-inflammatory medications on fertility, pregnancy, and lactation. *Arch Intern Med*. 2000;160(5):610–619.

120. Dunn MJ et al. Nonsteroidal anti-inflammatory drugs and renal function. *J Clin Pharmacol*. 1988;28(6):524–529.

121. Rossat J et al. Renal effects of selective cyclooxygenase-2 inhibition in normotensive salt-depleted subjects. *Clin Pharmacol Ther*. 1999;66(1):76–84.

122. Risser A et al. NSAID prescribing precautions. *Am Fam Physician*. 2009;80(12):1371–1378.

123. Chou R et al. *Comparative Effectiveness and Safety of Analgesics for Osteoarthritis*. Rockville, MD: Agency for Healthcare Research and Quality (US); 2006.

124. Miller MJ et al. Renal metabolism of sulindac: functional implications. *J Pharmacol Exp Ther*. 1984;231(2):449–456.

125. Hudson M et al. Differences in outcomes of patients with congestive heart failure prescribed celecoxib, rofecoxib, or non-steroidal anti-inflammatory drugs: population based study. *BMJ*. 2005;330(7504):1370.

126. Clive DM, Stoff JS. Renal syndromes associated with nonsteroidal antiinflammatory drugs. *N Engl J Med*. 1984;310(9):563–572.

127. Johnson AG. NSAIDs and increased blood pressure. What is the clinical significance? *Drug Saf*. 1997;17(5):277–289.

128. American College of Rheumatology Ad Hoc Committee on Clinical Guidelines. Guidelines for monitoring drug therapy in rheumatoid arthritis. *Arthritis Rheum*. 1996;39(5):723–731.

129. Plaquenil (hydroxychloroquine) [package insert]. Laval, Quebec: Sanofi-Aventis; 2015.

130. TheMedicalLetter.org. Drugs for Rheumatoid Arthritis. *Treat Guidel Med Lett*. 2014;56(1458):6.

131. Micromedex Healthcare Series [Internet database]. Greenwood Village, CO: Thomson Micromedex. Updated periodically.

132. Braun J et al. Comparison of the clinical efficacy and safety of subcutaneous versus oral administration of methotrexate in patients with active rheumatoid arthritis: results of a six-month, multicenter, randomized, double-blind, controlled, phase IV trial. *Arthritis Rheum*. 2008;58:73–81.

133. Visser K et al. Multinational evidence-based recommendations for the use of methotrexate in rheumatic disorders with a focus on rheumatoid arthritis: integrating systematic literature research and expert opinion of a broad international panel of rheumatologists in the 3E Initiative. *Ann Rhuem Dis*. 2009;68(7):1086–1093.

134. Imokawa S et al. Methotrexate pneumonitis: review of the literature and histopathological findings in nine patients. *Eur Respir J*. 2000;15(2):373–381.

135. Bauters T et al. Delayed elimination of methotrexate by cola beverages in a pediatric acute lymphoblastic leukemia population. *Leuk Lymphoma*. 2013;54(5):3.

136. van Vollenhoven RF et al. Conventional combination treatment versus biological treatment in methotrexate-refractory early rheumatoid arthritis: 2 year follow-up of the randomised, non-blinded, parallel-group Swefot trial. *Lancet*. 2012;379(9827):1712–1720.

137. Weinblatt ME et al. A trial of etanercept, a recombinant tumor necrosis factor receptor:Fc fusion protein, in patients with rheumatoid arthritis receiving methotrexate. *N Engl J Med*. 1999;340(4):253–259.

138. Emery P et al. Comparison of methotrexate monotherapy with a combination of methotrexate and etanercept in active, early, moderate to severe rheumatoid arthritis (COMET): a randomised, double-blind, parallel treatment trial. *Lancet*. 2008;372(9636):375–382.

139. Bathon JM et al. A comparison of etanercept and methotrexate in patients with early rheumatoid arthritis. *N Engl J Med*. 2000;343(22):1586–1593.

140. Genovese MC et al. Etanercept versus methotrexate in patients with early rheumatoid arthritis: two-year radiographic and clinical outcomes. *Arthritis Rheum*. 2002;46(6):1443–1450.

141. Koike T et al. Postmarketing surveillance of safety and effectiveness of etanercept in Japanese patients with rheumatoid arthritis. *Mod Rheumatol*. 2011;21(4):343–351.

142. Furst DE et al. Updated consensus statement on biological agents for the treatment of rheumatoid arthritis and other immune mediated inflammatory diseases (May 2003). *Ann Rheum Dis*. 2003;62(Suppl 2):ii2–ii9.

143. Weinblatt ME et al. Adalimumab, a fully human anti-tumor necrosis factor alpha monoclonal antibody, for the treatment of rheumatoid arthritis in patients taking concomitant methotrexate: the ARMADA trial. *Arthritis Rheum*. 2003;48(1):35–45.

144. Breedveld FC et al. The PREMIER study: A multicenter, randomized, double-blind clinical trial of combination therapy with adalimumab plus methotrexate versus methotrexate alone or adalimumab alone in patients with early, aggressive rheumatoid arthritis who had not had previous methotrexate treatment. *Arthritis Rheum*. 2006;54(1):26–37.

145. Hetland ML et al. Direct comparison of treatment responses, remission rates, and drug adherence in patients with rheumatoid arthritis treated with adalimumab, etanercept, or infliximab: results from eight years of surveillance of clinical practice in the nationwide Danish DANBIO registry. *Arthritis Rheum*. 2010;62(1):22–32.

146. Maini R et al. Infliximab (chimeric anti-tumour necrosis factor alpha monoclonal antibody) versus placebo in rheumatoid arthritis patients receiving concomitant methotrexate: a randomised phase III trial. ATTRACT Study Group. *Lancet*. 1999;354(9194):1932–1939.

147. Mease PJ. Certolizumab pegol in the treatment of rheumatoid arthritis: a comprehensive review of its clinical efficacy and safety. *Rheumatology (Oxford)*. 2011;50(2):261–270.

148. Nesbitt A et al. Mechanism of action of certolizumab pegol (CDP870): in vitro comparison with other anti-tumor necrosis factor alpha agents. *Inflamm Bowel Dis*. 2007;13(11):1323–1332.

149. Fleischmann R et al. Efficacy and safety of certolizumab pegol monotherapy every 4 weeks in patients with rheumatoid arthritis failing previous disease-modifying antirheumatic therapy: the FAST4WARD study. *Ann Rheum Dis*. 2009;68(6):805–811.

150. Smolen J et al. Efficacy and safety of certolizumab pegol plus methotrexate in active rheumatoid arthritis: the RAPID 2 study. A randomised controlled trial. *Ann Rheum Dis*. 2009;68(6):797–804.

151. Strand V et al. Rapid and sustained improvements in health-related quality of life, fatigue, and other patient-reported outcomes in rheumatoid arthritis patients treated with certolizumab pegol plus methotrexate over 1 year: results from the RAPID 1 randomized controlled trial. *Arthritis Res Ther*. 2009;11(6):R170.

152. Keystone E et al. Long-term safety and efficacy of certolizumab pegol in combination with methotrexate in the treatment of rheumatoid arthritis: 5-year results from the RAPID 1 trial and open-label extension. *Ann Rheum Dis*. 2014;73(12):2094–2100.

153. McCluggage LK, Scholtz JM. Golimumab: a tumor necrosis factor alpha inhibitor for the treatment of rheumatoid arthritis. *Ann Pharmacother*. 2010;44(1):135–144.

154. Simponi Aria (golimumab) [package insert]. Horsham, PA: Janssen Biotech; 2016.

155. Emery P et al. The effects of golimumab on radiographic progression in rheumatoid arthritis: results of randomized controlled studies of golimumab before methotrexate therapy and golimumab after methotrexate therapy. *Arthritis Rheum*. 2011;63(5):1200–1210.

156. Kay J et al. Golimumab in patients with active rheumatoid arthritis despite treatment with methotrexate: a randomized, double-blind, placebo-controlled, dose-ranging study. *Arthritis Rheum*. 2008;58(4):964–975.

157. Smolen JS et al. Golimumab in patients with active rheumatoid arthritis after treatment with tumour necrosis factor alpha inhibitors (GO-AFTER study): a multicentre, randomised, double-blind, placebo-controlled, phase III trial. *Lancet*. 2009;374(9685):210–221.

158. Keystone EC et al. Golimumab, a human antibody to tumour necrosis factor {alpha} given by monthly subcutaneous injections, in active rheumatoid arthritis despite methotrexate therapy: the GO-FORWARD Study. *Ann*

Rheum Dis. 2009;68(6):789–796.

159. Smolen JS et al. Golimumab in patients with active rheumatoid arthritis after treatment with tumor necrosis factor α inhibitors: findings with up to five years of treatment in the multicenter, randomized, double-blind, placebo-controlled, phase 3 GO-AFTER study. *Arthritis Res Ther.* 2015;17:14.

160. Schmitz S et al. A mixed treatment comparison of the efficacy of anti-TNF agents in rheumatoid arthritis for methotrexate non-responders demonstrates differences between treatments: a Bayesian approach. *Ann Rheum Dis.* 2012;71(2):225–230.

161. Pavelka K et al. Comparison of survival rates of TNF alpha antagonists in rheumatoid arthritis, anklyosing spondylitis, juvenile idiopathic arthritis and psoriatic arthritis in Czech national registry ATTRA. *Ann Rheum Dis.* 2010;6(Suppl 3):525.

162. Neovius M et al. Drug survival on TNF inhibitors in patients with rheumatoid arthritis comparison of adalimumab, etanercept and infliximab. *Ann Rheum Dis.* 2015;74(2):354–360.

163. Kristensen LE et al. The LUNDEX, a new index of drug efficacy in clinical practice: results of a five-year observational study of treatment with infliximab and etanercept among rheumatoid arthritis patients in southern Sweden. *Arthritis Rheum.* 2006;54(2):600–606.

164. Singh JA et al. Biologics for rheumatoid arthritis: an overview of Cochrane reviews. *Sao Paulo Med J.* 2010;128(5):309–310.

165. Danila MI et al. Biologics and heart failure in rheumatoid arthritis: are we any wiser? *Curr Opin Rheumatol.* 2008;20(3):327–333.

166. Mercer LK et al. The risk of lymphoma in patients receiving anti-tumor necrosis factor therapy for rheumatoid arthritis: results from the British Society for Rheumatology Biologics Register—rheumatoid arthritis. In: *ACR 2012: Abstract 1593*, Presented November 12, 2012.

167. Wong AK et al. Risk of lymphoma in patients receiving antitumor necrosis factor therapy: a meta-analysis of published randomized controlled studies. *Clin Rheumatol.* 2012;31(4):631–636.

168. FDA Drug Safety Communication: Safety Review update on reports of Hepatosplenic T-Cell Lymphoma in adolescents and young adults receiving tumor necrosis factor (TNF) blockers, azathioprine and/or mercaptopurine. 2011. Accessed September, 2015.

169. Rubbert-Roth A, Finckh A. Treatment options in patients with rheumatoid arthritis failing initial TNF inhibitor therapy: a critical review. *Arthritis Res Ther.* 2009;11(Suppl 1):S1.

170. Lloyd S et al. The effectiveness of anti-TNF-alpha therapies when used sequentially in rheumatoid arthritis patients: a systematic review and meta-analysis. *Rheumatology (Oxford).* 2010;49(12):2313–2321.

171. Hyrich KL et al. Outcomes after switching from one anti-tumor necrosis factor alpha agent to a second anti-tumor necrosis factor alpha agent in patients with rheumatoid arthritis: results from a large UK national cohort study. *Arthritis Rheum.* 2007;56(1):13–20.

172. Genovese MC et al. Subcutaneous abatacept versus intravenous abatacept: a phase IIIb noninferiority study in patients with an inadequate response to methotrexate. *Arthritis Rheum.* 2011;63(10):2854–2864.

173. Schiff M. Abatacept treatment for rheumatoid arthritis. *Rheumatology (Oxford).* 2011;50(3):437–449.

174. Westhovens R et al. Long-term safety and efficacy of abatacept in patients with rheumatoid arthritis and an inadequate response to methotrexate: a 7-year extended study. *Clin Exp Rheumatol.* 2014;32(4):553–562.

175. Genovese MC et al. Abatacept for rheumatoid arthritis refractory to tumor necrosis factor alpha inhibition. *N Engl J Med.* 2005;353(11):1114–1123.

176. Schiff M et al. The 6-month safety and efficacy of abatacept in patients with rheumatoid arthritis who underwent a washout after anti-tumour necrosis factor therapy or were directly switched to abatacept: the ARRIVE trial. *Ann Rheum Dis.* 2009;68(11):1708–1714.

177. Schiff M et al. Head-to-head comparison of subcutaneous abatacept versus adalimumab for rheumatoid arthritis: two-year efficacy and safety findings from AMPLE trial. *Ann Rheum Dis.* 2014;73(1):86–94.

178. Edwards JC et al. Efficacy of B-cell-targeted therapy with rituximab in patients with rheumatoid arthritis. *N Engl J Med.* 2004;350(25):2572–2581.

179. Cohen SB et al. Rituximab for rheumatoid arthritis refractory to anti-tumor necrosis factor therapy: Results of a multicenter, randomized, double-blind, placebo-controlled, phase III trial evaluating primary efficacy and safety at twenty-four weeks. *Arthritis Rheum.* 2006;54(9):2793–2806.

180. Keystone E et al. Rituximab inhibits structural joint damage in patients with rheumatoid arthritis with an inadequate response to tumour necrosis factor inhibitor therapies. *Ann Rheum Dis.* 2009;68(2):216–221.

181. Emery P et al. Rituximab versus an alternative TNF inhibitor in patients with rheumatoid arthritis who failed to respond to a single previous TNF inhibitor: SWITCH-RA, a global, observational, comparative effectiveness study. *Ann Rheum Dis.* 2015;74(6):979–984.

182. Finckh A et al. Which subgroup of patients with rheumatoid arthritis benefits from switching to rituximab versus alternative anti-tumour necrosis factor (TNF) agents after previous failure of an anti-TNF agent? *Ann Rheum Dis.* 2010;69(2):387–393.

183. Navarro Coy NC, et al. The 'Switch' study protocol: a randomised-controlled trial of switching to an alternative tumour-necrosis factor (TNF)-inhibitor drug or abatacept or rituximab in patients with rheumatoid arthritis who have failed an initial TNF-inhibitor drug. *BMC Musculoskelet Disord.* 2014;15:452.

184. Burmester GR et al. A randomised, double-blind, parallel-group study of the safety and efficacy of subcutaneous tocilizumab versus intravenous tocilizumab in combination with traditional disease-modifying antirheumatic drugs in patients with moderate to severe rheumatoid arthritis (SUMMACTA study). *Ann Rheum Dis.* 2014;73(1):69–74.

185. Genovese MC et al. Interleukin-6 receptor inhibition with tocilizumab reduces disease activity in rheumatoid arthritis with inadequate response to disease-modifying antirheumatic drugs: the tocilizumab in combination with traditional disease-modifying antirheumatic drug therapy study. *Arthritis Rheum.* 2008;58(10):2968–2980.

186. Emery P et al. IL-6 receptor inhibition with tocilizumab improves treatment outcomes in patients with rheumatoid arthritis refractory to anti-tumour necrosis factor biologicals: results from a 24-week multicentre randomised placebo-controlled trial. *Ann Rheum Dis.* 2008;67(11):1516–1523.

187. Singh JA et al. Tocilizumab for rheumatoid arthritis: a Cochrane systematic review. *J Rheumatol.* 2011;38(1):10–20.

188. Hashimoto J et al. Humanized anti-interleukin-6-receptor antibody (tocilizumab) monotherapy is more effective in slowing radiographic progression in patients with rheumatoid arthritis at high baseline risk for structural damage evaluated with levels of biomarkers, radiography, and BMI: data from the SAMURAI study. *Mod Rheumatol.* 2011;21(1):10–15.

189. Schiff MH et al. Integrated safety in tocilizumab clinical trials. *Arthritis Res Ther.* 2011;13(5):R141.

190. Kume K et al. Tocilizumab monotherapy reduces arterial stiffness as effectively as etanercept or adalimumab monotherapy in rheumatoid arthritis: an open-label randomized controlled trial. *J Rheumatol.* 2011;38(10):2169–2171.

191. Haraoui B. Assessment and management of rheumatoid arthritis. *J Rheumatol Suppl.* 2009;82:2–10.

192. Gotzsche PC, Johansen HK. Short-term low-dose corticosteroids vs placebo and nonsteroidal antiinflammatory drugs in rheumatoid arthritis. *Cochrane Database Syst Rev.* 2004(3):CD000189.

193. Wei L et al. Taking glucocorticoids by prescription is associated with subsequent cardiovascular disease. *Ann Intern Med.* 2004;141(10):764–770.

194. Panoulas VF et al. Long-term exposure to medium-dose glucocorticoid therapy associates with hypertension in patients with rheumatoid arthritis. *Rheumatology (Oxford).* 2008;47(1):72–75.

195. Weiss MM. Corticosteroids in rheumatoid arthritis. *Semin Arthritis Rheum.* 1989;19(1):9–21.

196. Prakken B et al. Juvenile idiopathic arthritis. *Lancet.* 2011;377(9783):2138–2149.

197. Ringold S et al. 2013 update of the 2011 American College of Rheumatology recommendations for the treatment of juvenile idiopathic arthritis: recommendations for the medical therapy of children with systemic juvenile idiopathic arthritis and tuberculosis screening among children receiving biologic medications. *Arthritis Rheum.* 2013;65(10):2499–2512.

198. Dannecker GE, Quartier P. Juvenile idiopathic arthritis: classification, clinical presentation and current treatments. *Horm Res.* 2009;72(Suppl 1):4–12.

199. Beukelman T et al. 2011 American College of Rheumatology recommendations for the treatment of juvenile idiopathic arthritis: initiation and safety monitoring of therapeutic agents for the treatment of arthritis and systemic features. *Arthritis Care Res (Hoboken).* 2011;63(4):465–482.

200. Haber L et al. Clinical manifestations and treatment of the pediatric rheumatoid patient. *Clin Podiatr Med Surg.* 2010;27(2):219–233.

201. Petty RE et al. International League of Associations for Rheumatology classification of juvenile idiopathic arthritis: second revision, Edmonton, 2001. *J Rheumatol.* 2004;31(2):390–392.

202. Martini A, Lovell DJ. Juvenile idiopathic arthritis: state of the art and future perspectives. *Ann Rheum Dis.* 2010;69(7):1260–1263.

203. Aggarwal A, Misra DP. Enthesitis-related arthritis. *Clin Rheumatol.* 2015;34(11):1839–1846.

204. Shenoi S, Wallace CA. Remission in juvenile idiopathic arthritis: current facts. *Curr Rheumatol Rep.* 2010;12(2):80–86.

205. Jiang K et al. Genomic characterization of remission in juvenile idiopathic arthritis. *Arthritis Res Ther.* 2013;15(4):R100.

206. Fantini F et al. Remission in juvenile chronic arthritis: a cohort study of 683 consecutive cases with a mean 10 year followup. *J Rheumatol.* 2003;30(3):579–584.

207. Long AR, Rouster-Stevens KA. The role of exercise therapy in the management of juvenile idiopathic arthritis. *Curr Opin Rheumatol.* 2010;22(2):

213–217.

208. Houghton K. Physical activity, physical fitness, and exercise therapy in children with juvenile idiopathic arthritis. *Phys Sportsmed*. 2012;40(3):77–82.

209. Zulian F et al. Triamcinolone acetonide and hexacetonide intra-articular treatment of symmetrical joints in juvenile idiopathic arthritis: a double-blind trial. *Rheumatology (Oxford)*. 2004;43(10):1288–1291.

210. Zulian F et al. Comparison of intra-articular triamcinolone hexacetonide and triamcinolone acetonide in oligoarticular juvenile idiopathic arthritis. *Rheumatology (Oxford)*. 2003;42(10):1254–1259.

211. Goldmuntz EA, White PH. Juvenile idiopathic arthritis: a review for the pediatrician. *Pediatr Rev*. 2006;27(4):e24–e32.

212. Gold Standard. Clinical pharmacology [database online]; 2015. **www .clinicalpharmacology-ip.com/**. Accessed April 14, 2017.

213. Klein A, Horneff G. Treatment strategies for juvenile idiopathic arthritis. *Expert Opin Pharmacother*. 2009;10(18):3049–3060.

214. U.S. Department of Health and Human Services. Recommendations of the Advisory Committee on Immunization Practices (ACIP): use of vaccines and immune globulins for persons with altered immunocompetence. *MMWR Recomm Rep*. 1993;42(RR4):1.

215. Padeh S, Passwell JH. Intraarticular corticosteroid injection in the management of children with chronic arthritis. *Arthritis Rheum*. 1998;41(7):1210–1214.

216. Woo P et al. Randomized, placebo-controlled, crossover trial of low-dose oral methotrexate in children with extended oligoarticular or systemic arthritis. *Arthritis Rheum*. 2000;43(8):1849–1857.

217. Beukelman T. Treatment advances in systemic juvenile idiopathic arthritis. *F1000Prime Rep*. 2014;6:21.

218. Pignatti P et al. Abnormal regulation of interleukin 6 in systemic juvenile idiopathic arthritis. *J Rheumatol*. 2001;28(7):1670–1676.

219. Pascual V et al. Role of interleukin-1 (IL-1) in the pathogenesis of systemic onset juvenile idiopathic arthritis and clinical response to IL-1 blockade. *J Exp Med*. 2005;201(9):1479–1486.

220. Quartier P et al. A multicentre, randomised, double-blind, placebo-controlled trial with the interleukin-1 receptor antagonist anakinra in patients with systemic-onset juvenile idiopathic arthritis (ANAJIS trial). *Ann Rheum Dis*. 2011;70(5):747–754.

221. Ilaris (canakinumab) [package insert]. East Hanover, NJ: Novartis Pharmaceuticals Corporation; 2014.

222. Ruperto N et al. Two randomized trials of canakinumab in systemic juvenile idiopathic arthritis. *N Engl J Med*. 2012;367(25):2396–2406.

223. Arcalyst (rilonacept) [package insert]. Tarrytown, NY: Regeneron Pharmaceuticals; 2014.

224. Lovell DJ et al. Long-term safety and efficacy of rilonacept in patients with systemic juvenile idiopathic arthritis. *Arthritis Rheum*. 2013;65(9):2486–2496.

225. De Benedetti F et al. Randomized trial of tocilizumab in systemic juvenile idiopathic arthritis. *N Engl J Med*. 2012;367(25):2385–2395.

226. Lovell DJ et al. Long-term safety and efficacy of etanercept in children with polyarticular-course juvenile rheumatoid arthritis. *Arthritis Rheum*. 2006;54(6):1987–1994.

227. Hashkes PJ, Laxer RM. Medical treatment of juvenile idiopathic arthritis. *JAMA*. 2005;294(13):1671–1684.

228. Ravelli A et al. Radiologic progression in patients with juvenile chronic arthritis treated with methotrexate. *J Pediatr*. 1998;133(2):262–265.

229. Cassidy JT. Outcomes research in the therapeutic use of methotrexate in children with chronic peripheral arthritis. *J Pediatr*. 1998;133(2):179–180.

230. Wallace CA. The use of methotrexate in childhood rheumatic diseases. *Arthritis Rheum*. 1998;41(3):381–391.

231. Gottlieb BS et al. Discontinuation of methotrexate treatment in juvenile rheumatoid arthritis. *Pediatrics*. 1997;100(6):994–997.

45 第45章 痛风与高尿酸血症

Kimberly Ference and KarenBeth H. Bohan

核心原则		章节案例
①	痛风是一种由尿酸盐(monosodium urate,MSU)晶体在滑液及其衬里沉积所致的急性关节炎症及疼痛性疾病。临床上,急性痛风表现为单关节炎,85%~90%患者典型发作累及第一趾跖关节(大脚趾),即所谓的痛风足。患者急性痛风发作时可有或可无高尿酸血症。	案例45-1(问题1) 表45-1
②	如滑液样本中存在 MSU 晶体可以确诊痛风。然而,这在临床实践中很少能做到,故可采用其他诊断标准。	案例45-2(问题1~3) 表45-1
③	治疗急性痛风发作的主要目标是缓解疼痛和炎症。没有必要立即降血尿酸(serum uric acid,SUA)。	案例45-2(问题3) 表45-3
④	痛风急性期的治疗主要包括非甾体抗炎药(nonsteroidal anti-inflammatory drugs,NSAIDs)、秋水仙碱,或糖皮质激素。	案例45-2(问题4和5) 案例45-3(问题1) 表45-3
⑤	低剂量口服秋水仙碱与传统的导致毒副作用(腹泻)的高剂量方案一样有效,且更安全;避免潜在的秋水仙碱药物-药物之间的相互作用。	案例45-2(问题4和5) 病例45-3(问题1和5) 表45-3
⑥	急性和慢性痛风的非药物治疗包括限制每日酒精性饮料、富含嘌呤的肉类和含果糖的饮料/食品。具体而言,啤酒和白酒与痛风发作的增加相关,葡萄酒不太可能是一个危险因素。增加低脂乳蛋白对 SUA 有利。	案例45-1(问题3) 病例45-2(问题6) 表45-3
⑦	急性痛风发作期治疗期间不应开始或终止降尿酸治疗(urate-lowering therapy,ULT)。仅当患者1年内有2次或2次以上的痛风发作,或患者出现并发症如肾衰竭、尿酸结石、或痛风石时应该开始长期 ULT。	案例45-3(问题2和3) 表45-3
⑧	患者治疗前应除外药物诱导的高尿酸血症。	案例45-3(问题3) 表45-3
⑨	ULT 的目标是降低 SUA 至低于 6mg/dl。如果达到该目标,多数患者的急性痛风发作可"治愈"。	案例45-3(问题3~5) 表45-3
⑩	痛风和高尿酸血症的首选一线治疗是黄嘌呤氧化酶(xanthine oxidase,XO)抑制剂。监测药物-药物相互作用。	案例45-3(问题4和5) 表45-3
⑪	启动 ULT 后可导致痛风急性发作,因此建议给予秋水仙碱或 NSAIDs 预防,并应持续使用6个月。	案例45-3(问题5) 表45-3

病理生理学

痛风是一种以急性关节疼痛和炎症反复发作为最常见表现的疾病,系由尿酸盐(monosodium urate,MSU)晶体沉积于滑膜液及其衬里所致。MSU 沉积于泌尿道可导致尿路结石和尿路梗阻[1]。痛风患者可交替出现急性关节疼痛及炎症发作与间歇性痛风(如无疾病症状的静止期)。此外,

他们亦可表现为慢性痛风石性痛风和高尿酸血症。

痛风石是 MSU 晶体在软组织内沉积所致的硬性结节,最常见于足趾、手指和肘关节。虽然痛风常与高尿酸血症(是指血尿酸水平大于或等于 6.8mg/dl 相关[2],但血尿酸(serum uric acid,SUA)增高并非是痛风的先决条件[3]。在痛风的两项回顾性研究中,急性期时有 14% 的患者为小于 6mg/dl 的正常 SUA 浓度,32% 的患者 SUA 浓度小于 8mg/dl[4]。因此,痛风应当被视为临床诊断,而高尿酸血症则是生化诊断。这两个术语不是同义词,不能相互替换。

尿酸沉积

尿酸无生理功能;它仅仅是嘌呤代谢的终产物。不像其他动物,人类缺乏尿酸酶,该酶可将尿酸降解为更易溶的产物以利于排泄。其结果是,尿酸在人体内不能被代谢。尽管每日产生的尿酸中的近三分之一可经消化道(gastrointestinal,GI)清除[5,6],尿酸清除的主要途径是肾脏。因此,SUA 浓度的增高可由于产生增加或肾脏排泄尿酸减少,或两者兼而有之。

产生过多

痛风病例中尿酸产生过多者约占 10%[5,6],可因嘌呤从头合成过多所致,主要包括罕见的遗传性酶突变缺陷、一些肿瘤性疾病、激进的细胞毒性化疗(可引起肿瘤溶解综合征)和某些骨髓增殖性疾病。尿酸生成过多也可以是饮食中嘌呤摄取过多的结果,饮食中嘌呤来自肉类、海鲜、干豌豆及豆类、某些蔬菜(如蘑菇、菠菜、芦笋)、啤酒和其他酒精性饮料[7,8]。果糖(尤其是软饮料)摄入也与尿酸水平升高有关[9]。许多患者试图避免摄取这些食物;然而,饮食限制的获益并不多(除了避免过量的酒精、酵母、或肝脏补充剂),而且进食适量的肉、海鲜和蔬菜会让患者感到舒适。

排泄减少

肾脏尿酸清除缺陷是高尿酸血症和痛风患者的主要原因,占 90%。尿酸在肾小球滤过并几乎完全(98%~100%)在近端肾小管重吸收。然后尿酸在近端肾小管重吸收部位的远端被分泌,并大多数被再次重吸收[3,6]。在正常人中,尿酸的重吸收和分泌保持稳态。然而,许多因素[如肾脏损害、某些药物、酗酒、代谢综合征、高血压(hypertension,HTN)和冠心病(coronary heart disease,CHD)]可引起该平衡的失衡,导致血尿酸浓度的过高和组织沉积[5,10]。

急性痛风

流行病学

痛风好发于中年。青春期前儿童、绝经前女性和小于 30 岁的男性痛风发作少见,而当这些人群出现痛风时临床医生应警惕存在肾实质性疾病的可能。在任一指定的 SUA 浓度下,男性和女性罹患痛风性关节炎的风险相仿;然而,更多的男性有高尿酸血症。例如,SUA 浓度>7mg/dl 的男性比女性高约 6 倍。总的来说,绝经后老年女性痛风的发生率与男性一样[11]。

临床表现

案例 45-1

问题 1:M. D. 是一位 60 岁的肥胖女性,被她的初级保健医生推荐至药物管理门诊。在第一次就诊时,她陈述有高血压、2 型糖尿病、高脂血症和痛风等既往史。M. D. 陈述 3 个月前因右侧大脚趾的剧烈肿痛而诊断为痛风。当问及那次发作过程,M. D. 描述道:"一天早上我刚醒我的右侧大脚趾出现肿胀、发红,非常痛苦。我甚至不能负重。前一晚我去了我丈夫的 50 年高中同学聚会,感觉不错,因为我们整夜跳舞。我有点喝多了,所以我想也许我有踢到脚趾而没有意识它骨折了"。M. D. 展现了典型的急性痛风的什么样的症状和体征呢?

M. D. 严重、急性疼痛的症状和显著的关节炎症与痛风常见表现一致。同时,M. D. 的年龄与痛风的流行病学一致。

疼痛

痛风的疼痛在发作后 6~12 小时内快速达峰,并常伴有局部发红[13]。疼痛常严重致患者甚至不能承受床单覆盖于发作部位。

受累关节数目和类型

M. D. 对剧痛大脚趾的表述是典型的,85%~90% 的急性痛风发作累及单关节,最常累及下肢关节[6]。第一跖趾关节(大脚趾)是最常受累的关节,痛风足特指痛风累及该关节。

尽管初发痛风以单关节为主,一项研究表明 39% 的患者痛风的首发症状为多关节受累[14]。一般而言,复发性痛风的持续时间较初次发作更长,更易累及多关节,亦更多缓慢发病[15]。

夜间发作

急性痛风性关节炎常在夜间发作。根据 Simkin 的假说[16],在白天,大多数人忙于来回走动,少量渗出液体随重力进入足部(或其他关节)的退行性关节内;而在夜间,当下肢抬高时,渗出液又被重吸收。因此,M. D. 夜间发作的疼痛是痛风的典型表现。

物理性应力

痛风发作似乎也更常见于体力活动增加时。长时间步

行、长途徒步旅行、高尔夫球运动或过紧的新鞋都曾与随后足痛风的发作相关[16]。因此，这次 M.D. 经历的晚上跳舞之后大脚趾的急性疼痛，与体力活动增加之后出现痛风发作相一致。

危险因素

> **案例 45-1，问题 2：** M.D. 的哪些情况置她于痛风的风险中？

M.D. 所罹患的高血压、2 型糖尿病、高脂血症和肥胖均与痛风和高尿酸血症的风险增高相关。

常见的风险因素包括饮酒、使用尿酸盐升高药物，和某些合并症。与高尿酸血症和痛风风险增加相关的病症包括胰岛素抵抗、肥胖、代谢综合征、慢性肾脏疾病、心力衰竭、器官移植、尿路结石史和铅中毒[2,17]。

冠心病

高尿酸血症被认为是冠心病的独立危险因素，尽管不太可能是该病的主要病因。一些观察性研究表明高尿酸血症与冠心病（如 HTN、中风、心力衰竭和缺血性心脏病）的增加之间存在联系[18-21]。研究人员继续研究其因果关系，注意到尽管有明显的强联系，但其因果关系存在争议。葡萄糖利用受损也与高尿酸血症相关。由于这些紧密的联系，有痛风和/或高尿酸血症的患者应严密监测，警惕其发展为冠心病和糖尿病。

肾功能不全

肾功能不全患者，由于肾小球滤过率降低致尿酸排泄减少，因此高尿酸血症较为常见。黄嘌呤氧化酶（xanthine oxidase，XO）在慢性肾病合并高尿酸血症患者中的应用已在低质量研究中进行了研究，结果不一致。目前，除非患者出现痛风性关节炎，否则不推荐对肾功能不全患者的高尿酸血症进行治疗[19,22]。通过血尿素氮（blood urea nitrogen，BUN）、血肌酐（serum creatinine，SCr）和电解质的结果对 M.D. 的肾功能进行适当监测，对评估其危险因素及确定治疗痛风的药物剂量具有重要作用。

> **案例 45-1，问题 3：** 在药物管理诊所就诊期间，M.D. 提到她的医生说可能是喝啤酒太多导致她痛风发作，她问你这是否是真的。

饮酒

过度饮酒与急性痛风发作相关。在一项针对新诊断的男性痛风的前瞻性队列研究中，该队列来自于卫生专业人员随访研究，进行了酒精摄入量的检查，结果发现每日饮 2 杯或更多啤酒的患者的痛风风险是普通人的 2.5 倍[23]。乙醇导致的痛风或高尿酸血症已被归因于数个机制。M.D. 过度饮啤酒，剧烈活动后可能出现的脱水，以及肌肉能量消耗所致的乳酸血症使得急性痛风发作的诊断成为她大脚趾疼痛和炎症最可能的原因。

诊断

> **案例 45-2**
>
> **问题 1：** E.J.，52 岁男性，校车司机，主诉右肘剧痛就诊于急诊。他昨天玩了几场篮球比赛，随后与朋友们喝了些啤酒。凌晨时分他因肘部疼痛和僵硬而惊醒，自服对乙酰氨基酚后再次入睡。但疼痛继续加剧，以至于局部不能触碰，动手臂困难，于是就诊。相关的病史包括近期诊断的高血压和肥胖症。1 个月前至初级保健医生就诊时，E.J. 被处方了氢氯噻嗪 12.5mg 每日 1 次，这是他唯一的用药。他还被鼓励进行节食和增加锻炼。无药物或食物过敏史，对降压药耐受性好。体格检查提示，右肘关节明显触痛和发红，生命体征均在正常范围内。右肘关节皮温增高伴中度肿胀。哪些客观检查有助于 E.J. 肘关节疼痛和炎症的诊断？

关节穿刺液

在受累关节的关节穿刺液中发现 MSU 晶体，则痛风的诊断确立。但是，关节液中未找到 MSU 晶体，并不能排除痛风的诊断。尽管关节穿刺液被视为诊断急性痛风的金标准，但在临床实践中极少做。一旦从炎症关节中抽取滑液，应进行细菌学分析并检测白细胞计数。在痛风性关节炎中，白细胞计数的范围从 5 000~50 000/L[3]。在感染性关节炎中，滑液中白细胞计数常大于 50 000/L。E.J. 的医生可能会在取得 E.J. 同意且医生具有操作能力的情况下，考虑行关节腔穿刺抽液检查作为诊断措施。

实验室检查

因为尿酸主要由肾脏排泄，肾脏损害是痛风的危险因素，E.J. 的血 BUN、SCr 浓度应该与血尿酸浓度一起检测，尤其是他有高血压史和氢氯噻嗪服用史。虽然感染，特别是化脓性关节炎，也可表现为突发的关节疼痛和炎症，但本病例表现不支持。全血白细胞（white blood cell，WBC）计数增高在感染或痛风中均可出现。如果高度考虑关节感染，滑液穿刺检查可鉴别感染和痛风。

影像学表现

在痛风早期阶段，影像学表现是非特异性的，一般特征为受累关节周围非对称性软组织肿胀。当长期罹患痛风时，X 线上可见骨质改变，伴随着软组织肿胀区内的钙质沉积和密度增加[24]。超声和计算机断层扫描也用于诊断，与传统放射片相比，后者可显示早期改变（见 http://www.healthinplainenglish.com/health/musculoskeletal/gout/forexamples）。如还考虑其他肌肉软组织疾病（如骨折），则应完善 E.J. 的右肘关节 X 线片。

假性痛风

微晶体（如焦磷酸钙、草酸钙、羟基磷灰石钙）在关节内的沉积可导致与 MSU 晶体沉积相似的急性或慢性关节炎[25]。由于晶体学技术（如电子显微镜、X 线衍射）的提高能将这些诊断从急性痛风性关节炎中区分出来，因此这些微晶体在急性滑膜炎病因中起的作用远大于之前的预想。晶体诱导的疾病好发于有基础关节疾病的老年患者，尤其是骨关节炎（这通常是是一种老年病），易出现晶体沉积和关节炎症急性发作。由于这些微晶体一般需要长期积累以达到足够的浓度和大小才能沉淀到滑液中并引起炎症，因此老年人也更容易产生微晶体诱导的关节炎[26]。

诊断标准

美国风湿病学会（American College of Rheumatology，ACR）于 1977 年首次提出痛风的分类标准，这也是迄今为止最常用于诊断的标准[27]。2015 年，ACR 与欧洲抗风湿病联盟（European League Against Rheumatism，EULAR）联合发布了痛风的新分类标准[28]。新标准呈现了现有的最佳证据，并采用了多方面、客观的方法进行诊断。ACR/EULAR 标准可简化为 3 步。更新后的标准将有痛风症状的个体按是否行关节腔穿刺液检查划分开（表 45-1）。

表 45-1

ACR/EULAR 痛风分类标准

	分类	得分
步骤 1:准入标准（符合准入标准者方可应用下述标准）	至少有 1 次外周关节或滑囊肿胀、疼痛或压痛	
步骤 2:确定标准（如果符合，无需使用下述标准即可诊断痛风）	有症状关节或滑囊（如滑液里）或痛风石中存在 MSU 晶体。	
步骤 3:标准（适用于不符合确定标准者）		
临床特点		
在症状发作期间关节/滑囊受累的模式[a]	踝关节或足部（作为除第一跖趾关节外的单关节或寡关节的一部分）受累	1
	第一跖趾关节受累（作为单关节或寡关节的一部分）	2
症状发作时的特征		
■ 受累关节发红（患者主诉或医生查体）	符合 1 个特征	1
■ 受累关节不能忍受的触痛或压痛	符合 2 个特征	2
■ 受累关节剧痛不能行走或活动障碍	符合 3 个特征	3
典型发作的次数		
无论是否抗炎治疗，符合以下 ≥2 项:		
■ 疼痛达峰<24 小时	1 次典型发作	1
■ 症状缓解 ≤14 日	反复典型发作	2
■ 发作期间完全缓解		
痛风石的临床证据		
皮下灰白色结节，表面皮肤薄，血供丰富；典型部位:关节、耳廓、鹰嘴滑囊、手指、肌腱（如跟腱）	存在	4
实验室		
血尿酸:采用尿酸酶法测定		
理想情况下，应该在患者未接受降尿酸治疗时进行评分，且距离发作>4 周（即缓解期）；如果可以，在这些条件下重复检测；以最高值为准	<4mg/dl（<240μmol/L）[b]	−4
	6~<8mg/dl（360~<480μmol/L）	2
	8~<10mg/dl（480~<600μmol/L）	3
	≥10mg/dl（≥600μmol/L）	4
关节液分析:由有经验的医生对有症状关节或滑囊进行穿刺[c]	MSU 阴性	−2
影像学[d]		

表 45-1

ACR/EULAR 痛风分类标准（续）

	分类	得分
（曾）有症状的关节或滑囊中尿酸盐沉积的影像学证据：关节超声可见"双轨征"[e] 或 DECT 显示尿酸盐沉积[f]	存在（任一方式）	4
痛风相关关节破坏的影像学证据：手和/或足 X 线片显示至少一处骨侵蚀[g]	存在	4

可通过以下网址访问网络计算器：http//goutclassifcationcalculator. auckland. ac. nz，以及美国风湿病学会（ACR）和欧洲风湿病联盟（EULAR）网站。

[a]症状发作是指包括周围关节或滑囊中的任何肿胀、疼痛和/或压痛等症状。

[b]如果血清尿酸盐水平<4mg/dl（<0.24mmol/L），减 4 分；如果血清尿酸盐水平≥4~<6mg/dl（≥0.24~<0.36mmol/L），则将此项评为 0 分。

[c]如果有经验的医生在（曾）有症状关节或滑囊滑液的偏光显微镜检查未见 MSU 晶体，则减去 2 分。如果未行滑液检查，则此项评为 0 分。

[d]如不能获得影像学，则此项评为 0 分。

[e]透明软骨表面上的不规则强回声，且与超声探头角度无关［注意：假阳性"双轨征"（即伪影）可出现在软骨表面，但在超声探头角度变化时消失］[31,32]。

[f]关节或关节周围部位出现颜色编码的尿酸盐。使用双能量计算机断层扫描（DECT）扫描仪获取图像，在 80kV 和 140kV 条件下采集数据，并使用痛风专属软件进行分析，使用 2-aterial 分解算法对颜色编码[33]。阳性扫描被定义为在关节或关节周围存在颜色编码的尿酸盐。甲床、亚毫米、皮肤、运动、射束硬化，和血管伪影不应被解释为尿酸盐沉积的 DECT 证据[34]。

[g]侵蚀是指具有硬化边缘和悬垂边缘的皮质断裂，不包括远端指间关节和鸥翼外观。

经授权转载自：Neogi T. 2015 Gout Classifcation Criteria. *Arthritis Rheum*. 2015;67（10）:2564.

当要考虑痛风时，患者首先必须满足准入标准（步骤 1），即外周关节或滑囊一次或多次发作疼痛、肿胀或压痛。如果患者满足进入标准，则转至步骤 2。步骤 2 中阐述的确定标准是有症状的关节、滑囊或痛风石的穿刺液中存在 MSU 晶体。如果患者符合步骤 1 和 2 中阐述的条件，则痛风诊断确立。如果未进行关节腔穿刺抽液检查或结果为阴性，则进入下一步。第 3 步评价组成痛风的三个不同方面：临床特征（如症状、频次、疾病的临床证据）、实验室发现（如滑膜液 MSU 检测）和影像发现（如尿酸盐沉积的表现、关节损伤的证据）。步骤 3 采用对痛风相关的不同特征进行评分的方法，当评分到达 8 分或更高时诊断痛风。该分类计算公式可见于：http://goutclassifcationcalculator. auckland. ac. nz/。

案例 45-2，问题 2：E. J. 实验室检查结果如下：

SUA：10.1mg/dl

BUN：10mg/dl

SCr：1.0mg/dl

WBC 计数：10.2×10³/μl

他的肘部 X 线片显示软组织肿胀，没有痛风石的证据。E. J. 有痛风吗？

此外，表 45-2 讨论了 EULAR 痛风诊断建议[13]。

表 45-2

EULAR 2006 痛风诊断建议

建议		A+B（%）[a]
1	急性发作期，快速进展的急性疼痛、肿胀和压痛，6~12 小时内达峰，尤其伴局部发红，高度提示晶体性炎症（尽管并非是痛风所特异的）	93
2	对具有典型痛风表现者（如：伴高尿酸血症的复发性足痛风），单纯的临床诊断是合理准确的，但无晶体确认不能确诊	100
3	滑液或痛风石中证实有 MSU 晶体可确诊痛	100
4	对来自诊断未明的关节炎的所有滑液建议常规检查 MSU 晶体	87
5	从无症状关节中检出 MSU 晶体有助于间歇期痛风的诊断	93

表 45-2

EULAR 2006 痛风诊断建议（续）

建议		A+B（%）[a]
6	痛风和感染可共存。当怀疑感染性关节炎时，即便是检出 MSU 晶体，滑液仍需行革兰氏染色和细菌培养	93
7	血清尿酸浓度，尽管是痛风最重要的危险因素，不能确定或排除痛风。许多高尿酸血症并不发展为痛风，而且 SUA 浓度在急性发作期间可以正常	93
8	评估特定痛风患者的肾脏尿酸排泄，尤其是那些有早发痛风家族史，即发病年龄小于 25 岁者，或那些有肾结石者	60
9	虽然放射学检查有助于鉴别诊断和显示慢性痛风的典型特征，但它们无助于早期或急性痛风的确诊	93
10	评估痛风的危险因素和合并症，包括代谢综合征（肥胖、高血糖、高脂血症、高血压）的特征	100

[a] A–B（%）是基于 EULAR 顺序量表的完全推荐（A）和强烈推荐（B）之和的百分比。EULAR，欧洲抗风湿病联盟；MSU，尿酸盐；SUA，血清尿酸。

经授权改编自：Zhang W et al. EULAR evidence-based recommendations for gout. Part I：Diagnosis. Report of a task force of the Standing Committee for International Clinical Studies Including Therapeutics（ESCISIT）. *Ann Rheum Dis.* 2006；65：1301.

　　E. J. 的客观检查和临床表现符合 ACR/EULAR 的诊断标准，见表 45-1。他的症状符合入选标准，但因未行关节腔穿刺检查，故不符合确定标准。进一步采用分类计分，最终标准分数为 8 分[包括关节受累的模式（1 分）、特征症状（3 分）和血尿酸浓度（4 分）]。得分为 8 分符合痛风诊断。

治疗指南

　　痛风属于对大多数患者而言是能成功治疗甚至是能治愈的少数几个风湿病之一[29]。然而，尽管有足够的药物干预措施，一项针对美国风湿病学家和内科医生的调查发现，在急性和慢性痛风中药物治疗常不按科学证据使用[30]。另一项针对美国初级保健医生的调查发现，仅有 52.8% 的急性痛风病例和 16.7% 的慢性痛风病例采用循证治疗建议[31]。由于这些常见临床实践与当前的科学数据相悖，催生了痛风管理 ACR 指南，以提供循证治疗建议。其他欧洲指南包括 EULAR 和英国风湿病学会和风湿病学英国卫生专业人员（British Society of Rheumatology and British Health Professionals in Rheumatology，BSR/BHPR）痛风管理指南[33,34]。表 45-3 中列出了这些指南建议的比较。

表 45-3

ACR、EULAR 和 BSR/BHPR 痛风指南的比较

ACR 痛风管理第一部分[17] 和第二部分[32]	EULAR 痛风管理意见[33]	BSR/BHPR 痛风管理指南[34]：选择性推荐摘要
急性痛风的治疗		
用以下任何一种方法在发作 24 小时内治疗急性发作：口服 NSAID、秋水仙碱	尽快口服 NSAID 或秋水仙碱治疗。在没有禁忌证的情况下，NSAID 是一种方便且广为接受的治疗方法	用 NSAIDs、秋水仙碱或糖皮质激素治疗急性痛风，并持续至发作终止（1~2 周）
NSAIDs 或 COX-2 在 FDA 批准的剂量下有效，持续 1 周	NSAID 在最大剂量下有效	如无使用禁忌证，NSAIDs 是首选药物
给予秋水仙碱 1.2mg，然后在 1 小时后 0.6mg。每次 0.6mg，每日 1~2 次，直到发作缓解	高剂量秋水仙碱可引起副作用，而低剂量（如 0.5mg TID）已足够	使用秋水仙碱 0.5mg，每日 2~4 次
推荐泼尼松每日 0.5mg/kg，持续 5~10 日。关节内注射推荐用于 1~2 个关节受累的急性痛风	关节穿刺和注射长效糖皮质激素是治疗急性发作的有效和安全的方法	对于不能耐受 NSAID 或对其他治疗无效的急性痛风患者，糖皮质激素治疗有效：可以肌肉注射、静脉注射或关节内注射；后者在单关节痛风中非常有效

表 45-3

ACR、EULAR 和 BSR/BHPR 痛风指南的比较（续）

ACR 痛风管理第一部分[17]和第二部分[32]	EULAR 痛风管理意见[33]	BSR/BHPR 痛风管理指南[34]：选择性推荐摘要
治疗高尿酸血症预防痛风复发		
ULT 适用于确诊痛风性关节炎且每年>2 次急性发作、痛风石、尿路结石病史和 CKD（2 期及以上）的患者	ULT 适用于痛风复发性急性发作、关节病、痛风石或放射学改变	只有每年发作两次或以上时，才能在无并发症的痛风中开始长期的 ULT
治疗至最低 SUA<6mg/dl，对于<6mg/dl 但症状不缓解者，可考虑以<5mg/dl 为目标。一旦急性发作缓解就开始 ULT	ULT 的治疗目标（即，SUA 小于或等于 MSU 的饱和点 6mg/dl）是为了促进晶体溶解并防止晶体形成	血尿酸的目标<300mmol/L（<5mg/dl）。在炎症缓解后 1~2 周开始 ULT
推荐使用 XO 抑制剂（别嘌醇或非布司他）的 ULT。别嘌醇初始剂量应为 100mg/d，每 2~5 周调整一次，直至达到目标剂量 如果有适当的教育和监测，可以在肾损伤中使用>300mg 的剂量	别嘌呤醇，一种合适的长效尿酸降低剂，如果需要，应以 100mg/d 开始，每 2~4 周增加 100mg。在肾功能不全患者中必须调整剂量。如果发生毒性，选择包括其他黄嘌呤氧化酶（XO）抑制剂，促尿酸排泄剂或别嘌醇脱敏（如果轻度皮疹）	初始 ULT 应为别嘌醇，起始 50~100mg/d，每隔几周增加 50~100mg，直至 SUA<300mmol/L 的治疗目标或达到别嘌醇最大剂量 900mg/d（需根据肾功能不全进行调整）
丙磺舒可作为不能使用或不耐受至少 1 种 XO 抑制剂患者的一线替代药物。避免在 CrCI <50ml/min 的患者中使用	对于肾功能正常的患者，丙磺舒可以替代别嘌醇，但在尿石症患者中相对禁忌	促尿酸排泄剂仅作为二线药用于那些尿酸排泄减少以及那些对别嘌醇耐药或不耐受的患者
急性痛风的预防推荐 6 个月。用于预防急性痛风的一线药物是秋水仙碱或低剂量 NSAIDs。建议口服糖皮质激素作为二线药物	使用秋水仙碱（0.5~1mg/d）或 NSAID（如果有提示，加用保胃药）预防 ULT 启动后的急性发作，持续 6 个月	通过给予秋水仙碱 0.5mg，每日 2 次，持续 6 个月，预防痛风发作；如果患者不能耐受秋水仙碱，可予 NSAIDs 或 COX-2 抑制剂替代，但限 6 周
预防痛风复发的辅助治疗		
关于一般健康、饮食和改变生活方式的患者教育，包括限制每日酒精饮料，富含嘌呤的肉类和含果糖的饮料/食物。具体而言，啤酒和程度稍次的烈性酒与痛风发作增加有关；葡萄酒风险较小。增加低脂肪乳蛋白对 SUA 有好处	痛风的最佳治疗需要非药物和药物模式，以适应特定风险因素（SUA 水平、先前发作）；痛风的临床阶段；一般风险因素（年龄、合并症、药物相互作用）。患者教育和生活方式的改变（如肥胖者减重、减少啤酒和其他含酒精消费）是重要的	膳食管理：包括脱脂牛奶和酸奶；大豆和植物蛋白；限制摄入高嘌呤食物（<200mg/d）；避免肝脏、肾脏、贝壳和酵母提取物；减少红肉的摄入量；多吃新鲜的或保存的樱桃 酒精消费量：限制在<21 个单位/周（男性）和<14 个单位/周（女性）；每日两杯 125ml 的葡萄酒通常是安全的；每日两瓶 25ml 的烈性酒比 25ml 的啤酒更安全

^a 1 单位等于 10ml 纯酒精，因此每种饮料的单位数量取决于酒精含量；一般来说，6 盎司的葡萄酒约为 2 个单位，12 盎司的葡萄酒是 1.5 个单位，2 盎司的葡萄酒约为 1.2 个单位。

BSR/BHPR，英国风湿病学会/英国卫生专业人员风湿病学；COX-2，环氧合酶-2；CrCI，肌酐清除率；EULAR，欧洲抗风湿病联盟；GI，胃肠道；HTN，高血压；MSU，尿酸单钠；NSAID，非甾体抗炎药；SUA，血清尿酸；TID，每日 3 次；ULT，降尿酸治疗

急性痛风治疗

治疗目标

案例 45-2，问题 3：E. J. 急性痛风发作治疗的主要目标是什么？

E. J. 痛风急性发作治疗的主要目标是减轻他的疼痛和炎症。建议在症状出现后 24 小时内进行治疗，以迅速改善患者症状。治疗的直接目标不是通过降尿酸治疗（urate-lowering therapy，ULT）来降低 SUA 浓度。患者极可能已罹患高尿酸血症数月或数年，所以没有必要立即治疗高尿酸血症。此外，此时 SUA 浓度的降低可能会动员尿酸贮存和沉淀，导致再一次痛风急性发作。然而，如果患者已经接受

ULT,则在急性发作期间不必停止治疗[32-34]。

药物治疗概要

案例 45-2,问题 4:E. J. 急性疼痛治疗的药物选择是什么?

在大多数情况下,下述之一的单一药物可有效地治疗急性痛风性关节炎:非甾体抗炎药(NSAIDs)、秋水仙碱或皮质类固醇[32-34]。与安慰剂相比,每种治疗都被证明是有效的;然而,到目前为止,药物之间的头对头比较的研究有限。治疗应基于患者偏好、先前对药物的反应或经验,以及患者特定因素(例如,合并症、当前用药、肾或肝损伤)。在难治性病例中可考虑改用替代药剂或添加治疗。建议在严重的情况下进行联合治疗,尤其是多关节累及者。应持续治疗至患者症状缓解(通常为 7~10 日)。

非甾体抗炎药

NSAIDs 因其有效性和耐受性成为 ACR、EULAR 和 BSR/BHPR 指南推荐的急性痛风治疗的一线用药[32-34]。虽然只有少数几种 NSAIDs(如萘普生、吲哚美辛、舒林酸)被美国食品药品管理局(Food and Drug Administration, FDA)批准用于急性痛风发作的疼痛治疗,但大多数 NSAIDs 已被研究,专家认为它们同样有效[32,34]。NSAIDs 的选择取决于患者个体因素,用药剂量与 FDA 推荐的治疗急性疼痛及/或急性痛风的建议一致。胃肠道出血或溃疡以及抑制血小板聚集是非选择性 NSAIDs 最为常见的两种严重副作用。这两种副作用在合并用抗凝药(如华法林)时增加了出血风险。在非选择性 NSAIDs 中,布洛芬是最少引起胃肠道副作用的,对具有胃肠道出血风险的患者它可能是最安全的非选择性 NSAIDs,而吡罗昔康和吲哚美辛是最多的[35]。选择性环氧化酶-2(COX-2)抑制剂 NSAIDs 是具有胃肠道出血风险患者或服用慢性抗凝血剂患者的另一种选择,因为它们在常规剂量时不抑制血小板。在急性痛风性关节炎中,有数据支持其疗效的 COX-2 抑制剂是依托考昔和鲁米考昔(因其肝毒性在大多数国家被撤市),但这些药在美国未上市。尽管使用证据有限,塞来昔布和美洛昔康被美国 FDA 批准用于急性痛风的治疗。采用 Cochrane 系统评价对非选择性 NSAIDs 与 COX-2 抑制剂治疗急性痛风疼痛进行比较,两者疗效无差异。然而,该评价显示,非选择性 NSAID 使用会增加心血管风险和 GI 不良反应[36]。

NSAIDs 潜在的心血管副作用应予以关注。

与 NSAID 治疗相关的心血管风险已知一段时间(如心肌梗死、中风);然而,较新的文献强调了这种风险的重要性。两项单独的队列研究表明,急性心肌梗死后使用 NSAIDs 的患者心血管疾病发病率和死亡率增加。接受抗血栓治疗者,即使短期(0~3 日)使用,也可观察到该种风险增加[37]。对于有心肌梗死病史的患者,在考虑使用 NSAID 时要谨慎。NSAIDs 还可以加重 HTN,引起肾衰竭,抑制利尿剂引起的肾钠排泄增加[38-41],降低利尿剂和其他抗高血压药物的降压作用[42,43]。尽管需要非常谨慎,冠心病和肾功能不全患者可以短期使用非选择性 NSAIDs。对于控制稳定的高血压患者,在仅使用数天并严密监测血压时,非选择性 NSAIDs 是安全的。

秋水仙碱

尽管少有发表的研究支持其疗效,秋水仙碱已成功用于治疗急性痛风长达 2 千多年[44]。通过抑制微管的聚合,它起到了降低炎症介质如细胞因子和趋化因子的作用。传统的使用方法,秋水仙碱的使用剂量是初始 1 或 2 个 0.5~0.6mg 片剂,随后每小时或每隔 1 小时 0.5~0.6mg,直至关节痛缓解或出现消化道反应(如腹泻、恶心、呕吐)停用。为了减少这些显著的不良反应,EULAR 和 BSR/BHPR 指南[33,34],建议低剂量 0.5mg 每日 2~4 次。然而,近期一项研究,AGREE 试验[45],比较了低剂量方案(初始 1.2mg 继之 1 小时内 0.6mg)与传统剂量方案,发现低剂量方案的不良反应显著减少,且疗效相当。一项 2014 年的系统回顾,结合 AGREE 试验和一项独立的随机试验,发现了类似的结果[46]。尽管秋水仙碱自 1961 年就在美国上市,但从未获得 FDA 安全性和疗效的肯定。AGREE 试验成为 FDA 批准美国新注册的秋水仙碱产品的基础。FDA 批准该产品的独家授权。因此,在美国无批准的通用替代品[47,48]。批准的剂量是初始剂量 1.2mg,继之 1 小时后 0.6mg 治疗急性痛风;0.6mg 每日 1~2 次预防痛风,且长期口服的最大剂量为每日 1.2mg,与 ACR 推荐相一致。秋水仙碱应慎用于肌酐清除率(CrCl)小于 30mL/min 以及肝功能受损的患者[32]。秋水仙碱具有许多显著的药物相互作用,可抑制细胞色素 P-450(CYP)3A4 或 P-糖蛋白[49]。全面的用药史对于确保安全处方至关重要。与秋水仙碱相互作用的一些常见药物包括地高辛、纤维酸、他汀类、非二氢吡啶类钙通道阻滞剂、红霉素和抗真菌药。表 45-4 列出了秋水仙碱主要的药物相互作用。常见的不良反应包括恶心、呕吐和腹泻。

表 45-4

秋水仙碱药物相互作用

相互作用药	描述
可比司他	可能会增加秋水仙碱的血清浓度。处理:秋水仙碱禁用于肾功能不全或肝功能受损,且已接受像可比司他这样强 CYP3A4 抑制剂的患者。在肾功能和肝功能正常的患者中,按照指示减少秋水仙碱剂量。需考虑调整治疗
考尼伐坦	可能会增加 CYP3A4 底物的血清浓度。避免合用

表 45-4

秋水仙碱药物相互作用(续)

相互作用药	描述
维生素 B$_{12}$	秋水仙碱可降低维生素 B$_{12}$ 的血清浓度。监测治疗
CYP3A4 抑制剂(中度)	可能会增加秋水仙碱的血清浓度。处理:当使用中度 CYP3A4 抑制剂时,按照指示减少秋水仙碱剂量,并增加对秋水仙碱相关的安全性监测。对肾功能受损和/或肝功能受损的患者要格外小心。需考虑改变治疗
CYP3A4 抑制剂重(度)	可能会增加秋水仙碱的血清浓度。处理:秋水仙碱禁用于肾功能不全或肝功能受损,且已接受强效 CYP3A4 抑制剂的患者。在肾功能和肝功能正常的患者中,按指示降低秋水仙碱剂量。需考虑改变治疗
达沙替尼	可能会增加 CYP3A4 底物的血清浓度。监测治疗
地高辛	可能会增加秋水仙碱的血清浓度。监测治疗
纤维酸衍生物	可能会增加秋水仙碱的肌病(横纹肌溶解)反应。监测治疗
福沙那韦	可能会增加秋水仙碱的血清浓度。处理:对接受利托那韦增强福沙那韦的肾功能不全或肝功能受损的患者禁用秋水仙碱。在具有正常肾和肝功能的患者中,按照指示减少秋水仙碱剂量。需考虑改变治疗
夫西地酸(全身)	可能会增加 CYP3A4 底物的血清浓度。避免合用
HMG-CoA 还原酶抑制剂	秋水仙碱可以增强 HMG-CoA 还原酶抑制剂的肌病(横纹肌溶解)效应。秋水仙碱可以增加 HMG-CoA 还原酶抑制剂的血清浓度。需考虑改变治疗
艾代拉里斯	可能会增加 CYP3A4 底物的血清浓度。避免合用
卢立辰唑	可能会增加 CYP3A4 底物的血清浓度。监测治疗
米非司酮	可能会增加 CYP3A4 底物的血清浓度。处理:尽量减少 CYP3A4 底物的剂量,并监测米非司酮治疗期间和治疗后 2 周内浓度/毒性的增加。避免使用环孢菌素、双氢麦角胺、麦角胺、芬太尼、匹卡胺、奎尼丁、西罗莫司和他克莫司。需考虑改变治疗
多种维生素/氟化物	秋水仙碱可降低多种维生素/氟化物的血清浓度(使用 ADE)。具体而言,秋水仙碱可能会降低氰钴胺(维生素 B$_{12}$)的吸收。监测治疗
多种维生素/矿物质(含 ADEK,叶酸,铁)	秋水仙碱可降低多种维生素/矿物质(含 ADEK,叶酸,铁)的血清浓度。具体而言,秋水仙碱可降低氰钴胺素的血清浓度。监测治疗
多种维生素/矿物质(含 AE,无铁)	秋水仙碱可降低多种维生素/矿物质的血清浓度(AE,无铁)。具体而言,秋水仙碱可以减少氰钴胺素(维生素 B$_{12}$)的吸收。监测治疗
P-糖蛋白/ABCBI 诱导物	可降低 P-糖蛋白/ABCBI 底物的血清浓度。P-糖蛋白诱导剂可能还进一步限制 P-糖蛋白底物在特定细胞/组织/器官中的分布,其中大量存在 P-糖蛋白(例如脑、T-淋巴细胞、睾丸)。监测治疗
P-糖蛋白/ABCBI 抑制剂	可能会增加秋水仙碱的血清浓度。秋水仙碱在某些问题(例如,大脑)中的分布也可能增加。处理:在接受 P-糖蛋白抑制剂,且肾功能受损或肝功能受损的患者中禁用秋水仙碱。在具有正常肾和肝功能的患者中,按照指示减少秋水仙碱剂量。需考虑改变治疗
司替戊醇	可能会增加 CYP3A4 底物的血清浓度。处理:应避免使用司替戊醇与被认为具有较窄治疗指数的 CYP3A4 底物,因为不良反应和毒性的风险增加。与司替戊醇一起使用的任何 CYP3A4 底物都需要更密切的监测。需考虑改变治疗
特拉匹韦	可能会增加秋水仙碱的血清浓度。处理:在肾功能受损或肝功能受损的患者中,秋水仙碱不应与特拉匹韦一起使用。在具有正常肾和肝功能的患者中,如果与特拉匹韦一起使用,则需要按照指示减少秋水仙碱剂量。需考虑改变治疗
替拉那韦	可能会增加秋水仙碱的血清浓度。处理:对于肾功能不全或肝功能受损的患者,秋水仙碱不应与替拉那韦一起使用。在肾功能和肝功能正常的患者中,如果与替拉那韦一起使用,则需要按照指示减少秋水仙碱剂量。需考虑改变治疗

来源: Facts & Comparisons eAnswers; http://online. factsandcomparisons. com/MonoDisp. aspx? monoID=fandc-

糖皮质激素

从历史上看，由于长期使用存在潜在的严重不良反应和肾上腺抑制，以及突然停药疼痛复发的可能，糖皮质激素被认为是二线治疗药物[3,50]。但是，最近的系统评价发现泼尼松龙与 NSAIDs 一样可以减轻急性痛风引起的疼痛，并且没有观察到严重不良事件的发生[36,51]。糖皮质激素尤其适用于老年患者或肾脏疾病者或冠心病等不能耐受 NSAIDs 者[3,34,50,51]。糖皮质激素的不良反应（例如，骨质疏松、肌病、消化性溃疡病、中枢神经系统反应、高血压、易感染）不大可能因痛风发作短期治疗而发生。但是，糖耐量异常可发生于短期治疗时。如果急性痛风发作仅涉及一个或两个大关节，尽管证据有限，但 ACR[32]、EULAR[33] 和 BSR/BHPR[34] 指南推荐使用关节内注射糖皮质激素。还有证据支持使用肌肉注射糖皮质激素，特别是对于无法服用口服药物的患者[32]。

镇痛药

偶尔当有患者需要更多的疼痛控制时，1 剂或 2 剂非阿片或阿片类镇痛药是缓解非甾体抗炎药、秋水仙碱或糖皮质激素起效前的急性痛风性关节炎疼痛的一个合理辅助治疗[6]。然而，大多数患者在给予一剂非甾体抗炎药、秋水仙碱和糖皮质激素后即获益。

其他药物

替代方案包括使用促肾上腺皮质激素（ACTH）和白介素-1（IL-1）拮抗剂。ACR 指南建议使用 ACTH 药物，如促肾上腺皮质激素，作为因无法口服而需静脉注射/肌内注射糖皮质激素患者的替代药物；然而，昂贵的费用可能超过这种药物的益处[32]。白介素-1 药物（如阿那白滞素、列洛西普、卡纳单抗）尚未被 FDA 批准用于治疗急性痛风。一项系统综述比较了卡纳单抗与肌内注射曲安奈德，结果显示卡纳单抗对缓解急性复发时的疼痛更有效；然而，它具有明显更高的严重和非严重的不良反应[52]。ACR 指南建议在传统药物禁忌的情况下再考虑这些药物，直到更清楚地了解风险和收益的情况[32]。与使用 ACTH 药物一样，IL-药物的成本可能会阻碍其使用。

方案选择

案例 45-2，问题 5：哪些治疗干预对此时的 E. J. 最适合？

对 E. J. 而言，因为肾功能正常，故非甾体抗炎药是治疗急性痛风的一线药物。如果他的血压控制良好，予布洛芬 800mg 即可，此后每 8 个小时 1 次，直至症状缓解（一般 7~10 日）的短疗程是适当的。布洛芬应按时给药，而非"按需"给药，以减少炎症和防止爆发性疼痛。每日剂量 2 400mg，不超过最大推荐剂量每日 3 200mg。

非药物干预

案例 45-2，问题 6：哪些辅助性治疗将有利于 E. J.？

使用冰块、减少饮酒，和小的饮食调整可起作用，E. J. 可以考虑采用。

冰

冰在急性痛风性关节炎受累关节应用的好处不容忽视。来自系统评价的证据表明，在联合口服糖皮质激素或秋水仙碱时，在受累关节应用冰敷每次 30 分钟，每日 4 次，持续 1 周，减少了痛风发作的疼痛[53]。

饮酒

酒精过度摄取已被认为是急性痛风发作的一个危险因素。啤酒因其富含嘌呤而被认为比其他含酒精饮料更多的导致痛风问题。最近，卫生专业人员随访研究[23]对新诊断的痛风患者队列进行了 12 年的随访，对啤酒、烈酒和葡萄酒的摄入量进行检查时发现，啤酒风险最大，其次是烈酒。有趣的是，葡萄酒，即使超过了每日 2 杯，与痛风的风险增加无关。一项较小规模的独立研究发现，急性发作前的 24 小时内摄入酒精的量比摄入饮料的类型更重要[54]。当前 ACR[17]、EULAR[33] 和 BSR/BHPR[34] 指南均提倡适量饮酒，避免过度饮酒。ACR 建议男性每日不超过两份，女性每日不超过一份。尽管缺乏证据，ACR 还建议在急性发作期以及控制不良、反复发作痛风患者避免饮酒[32]。E. J. 应避免饮酒或至少限制他饮酒量每日不超过两份。

饮食调整

饮食对痛风的流行病学具有双重影响。首先，肥胖患者进展为血尿酸水平增高的风险更大，也更容易发生痛风，其中一部分，与肥胖所致的胰岛素抵抗相关[7]。在一项针对男性卫生专业人员的前瞻性、长期研究中，体重增加与痛风风险升高高度相关，而体重减轻与风险降低相关[55]。

其次，每日产生的尿酸大部分来源于食物的代谢。过多的摄入富含嘌呤的食物，而无相应的尿中排泄增加，可导致血尿酸浓度升高[7,8]。然而，局限于现有证据的质量，有害的蛋白质和富含嘌呤食物的类型以及这些食物对 SUA 升高和痛风发作的发生率的真实影响都是存在争议的问题[56,57]。尽管缺乏有力的证据，临床医生建议患者限制某些食物（如动物内脏、牛肉、羊肉、猪肉、贝类、含有高果糖玉米糖浆的产品）是合理的。有趣的是，低脂肪或脱脂乳制品和饮咖啡与痛风发病率降低有关[7,58]。应鼓励 E. J. 限制或避免富含嘌呤的肉类及含果糖的饮料/食品，并鼓励增加低脂乳制品的摄入。

案例 45-3

问题 1： V. D. 是一位 72 岁的妇女，主诉气短和头晕被送入急诊室。到达时发现她有新发心房纤颤，心率 130 次/min 和双下肢Ⅱ度水肿。后者可能是继发于其快速心室率导致的充血性心力衰竭。除给予地尔硫䓬控制心室率外，V. D. 被给予呋塞米每 12 小时 40mg 静脉注射，共 3 次。次日她主诉左侧大脚趾剧痛，查体见局部发红和肿胀。V. D. 的肌酐清除率为 70ml/min，血尿酸浓度是 7.5mg/dl，血压 160/96mmHg。什么治疗方案对于 V. D. 是适当的？

结合患者 V.D. 的高龄、心力衰竭急性加重和肾功能不全等特定情况是使用 NSAIDs 治疗急性痛风的相对禁忌证或慎用。所以，应该考虑替代疗法。秋水仙碱是接下来考虑的药物，但因为她现在正使用地尔硫革（一个中度 CYP3A4 抑制剂），所以秋水仙碱的剂量需要调整。因为 V.D. 是单关节肿痛，可给予关节内注射或口服糖皮质激素，但后者需在 10~21 日内逐渐减量，以避免痛风症状再发。所以决定给予 V.D. 单剂量 1.2mg 秋水仙碱治疗，以适当的避免地尔硫革药物相互作用[47]。

高尿酸血症

慢性痛风

案例 45-3，问题 2：V.D. 准备 3 日之后出院。她的脚趾不再有炎症，疼痛消失。是否应该进行 ULT 以防止再次痛风发作呢？

仅当痛风患者出现反复的急性发作（至少每年 2 次发作）、痛风石、尿酸结石，或慢性肾脏病（2 期或以上）既往痛风发作且现有高尿酸血症者才应该启动 ULT[17,34]。如没有这些情况，不应处方 ULT。对 V.D. 而言，此时不应启动长期 ULT，因为不符合治疗标准（见表 45-3）[17,33,34]，且在急性期启动 ULT 会从组织动员尿酸，将问题复杂化。

药物相关高尿酸血症

在加用药物降低血尿酸之前应检查患者的完整用药清单以除外药物相关高尿酸血症。也许，唯一需要的治疗就是停用这些药物。已知增加 SUA 的常用药物包括噻嗪类、祥利尿剂、烟酸、钙调磷酸酶抑制剂（如环孢菌素和他克莫司）和阿司匹林[17]。ACR 指南的作者建议在高尿酸血症患者中继续使用低剂量阿司匹林（用于心脏保护），除非停药的收益（即减少痛风发作的风险）大于风险[17]。

高尿酸血症和利尿剂之间的关系已众所周知，且与剂量有关[59]；但是，现在对利尿剂诱导的痛风发作的临床重要性还有些争议。临床医生经常停用利尿剂，而不顾利尿剂可能的辅助益处（特别是在 HTN 和 CHF）。一项 2012 年系统综述显示噻嗪类药物和祥利尿剂增加痛急性痛风的风险；然而，风险的程度及其临床意义仍然未知。因此，作者指出尚无足够的证据支持在对其他合并症有利的人群中停用这些药物[60]。在某些情况下，利尿剂被认为是痛风发作的促成因素，停用利尿剂治疗可能是合理的，特别是如果有替代品可供患者使用时。

降尿酸治疗的目标

案例 45-3，问题 3：2 个月后 V.D. 再次发作急性痛风，予秋水仙碱治疗有效。她现在长期使用华法林以预防继发于房颤的脑卒中并继续地尔硫革控制心率。其血压为 130/70mmHg，肾功能稳定于肌酐清除率 70ml/min，血尿酸 7.2mg/dl。此时是开始降尿酸治疗（ULT）的合适时机吗？如果是，你将于什么时候开始治疗？

降低 SUA 水平的总体目标是消除急性痛风发作和动员软组织内的尿酸晶体。对有临床痛风的患者，SUA 浓度应降至 6mg/dl 或更低[17,34]，这低于 MSU 的饱和点。然而，由于有些患者即使在 SUA<6mg/dl 时痛风性关节炎仍持续发作，因此 ACR 和 BSR/BHPR 指南建议这些患者的目标是小于 5mg/dl[17,34]。由于复发风险，BSR/BHPR 指南推荐在急性发作后 1~2 周后开始 ULT 作为标准治疗[34]。一项小型的、短期试验研究了在急性期开始使用别嘌呤醇的效果，发现不会使疼痛恶化或增加反复发作的风险。V.D. 符合启动 ULT 的标准（不到 1 年内发作 2 次）；然而，在此之前应考虑药物引起的高尿酸血症是否是一个促成因素。V.D. 的初次痛风发作是在予积极静脉注射利尿剂呋塞米之后，这可能是其痛风首次发作的原因，但她目前没有服用任何引起高尿酸血症的药物。

高尿酸血症的药物治疗

黄嘌呤氧化酶抑制剂

别嘌醇

临床实践指南推荐别嘌醇作为预防痛风的一线药物[17,33,34]。它抑制尿酸生成，从而降低 SUA 浓度。2014 年对 2 项具有方法学局限的临床试验进行了系统综述，发现与安慰剂相比，别嘌醇在达到目标 SUA 浓度方面更优越，但不能显著降低急性痛风发作的频率[61]。别嘌醇降低 SUA 浓度的水平与剂量有关。别嘌醇 300mg/d 是典型的维持剂量，尽管有证据支持超过 50% 的患者在该剂量或更低剂量下不能达到目标 SUA[62,63]。病情严重者可能需要高达 800~900mg/d 的更高剂量[34]。

别嘌醇推荐的初始剂量是 50~100mg 每日 1 次，每 2~5 周增加 50~100mg/d 直至 SUA 浓度达到小于 6mg/dl 的目标值或患者不能耐受[17,33,34]。从低剂量开始并且缓慢滴定可以降低过敏反应的风险并改善肾损伤的耐受性。

别嘌醇与危及生命的过敏综合征有关，包括脱屑、红斑疹、发热、肝酶增高和肾衰竭。虽然过敏反应很少见（美国 1:1 000），但它们非常严重[17]。如果发生别嘌醇过敏反应，应立即停药，因为这可导致皮肤坏死、剥脱性皮炎、Stevens-Johnson 综合征、毒性表皮坏死松解症，甚至死亡[64]。一旦恢复，患者应避免再次使用别嘌醇，尽管有些患者可进行脱敏而耐受低剂量[65]。

这些副作用在合并使用利尿剂及已有肾功能不全的患者中更为常见；因此，对肾功能损害患者进行剂量调整是必要的[66]。在过去，为了减少这些副作用的风险采用了基于肌酐清除率的列线图，但随后的研究[67]挑战了它的有效性，ACR 指南[17]建议不要使用该方法。ACR 指南声明，通过缓慢滴定、密切监测和患者教育，大于 300mg 的剂量可用于肾功能不全（4 期或更高）患者[17]。详细的别嘌醇药物相互作用的表格见表 45-5。

表 45-5

别嘌醇药物相互作用

促变药	受变药[a]		描述
别嘌醇	氨苄西林、阿莫西林	↑	与别嘌醇联合给药后皮疹出现率明显高于单用任何一种药物
别嘌醇	抗血栓药,口服	↑	数据有争议。某些药物的抗凝血作用可能会增强,但华法林可能不会。
别嘌醇	环磷酰胺	↑	环磷酰胺的骨髓抑制作用可能会增强,从而增加出血或感染的风险
别嘌醇	茶碱	↑	大剂量别嘌醇(600mg/d)可降低茶碱清除率,导致血浆茶碱水平升高和可能的毒性
别嘌醇	硫唑嘌呤	↑	临床上口服硫唑嘌呤的药理学和作用显著增加
ACEI	别嘌醇	↑	与单药相比,这些药合用时,可能存在更高的超敏反应风险
铝制剂	别嘌醇	↓	别嘌醇的药理作用可能会降低
噻嗪类利尿剂	别嘌醇	↑	合用可能会增加别嘌醇的超敏反应的发生率
促尿酸排泄剂	别嘌醇	↓	增加尿酸盐排泄的促尿酸排泄剂也可能增加奥西嘌醇的排泄,从而降低黄嘌呤氧化酶黄嘌呤的抑制程度

[a] ↑=受变药增高；↓=受变药增加降低。

来源：Facts & Comparisons eAnswers；http://online. factsandcomparisons. com/MonoDisp. aspx？ monoID=fandc-hcp1c5&search=176221%7c5&isstemmed=True&NDCmapping=-1&fromTop=true#frstMatch. Accessed June 18,2015.

非布司他

非布司他,一种非嘌呤 XO 抑制剂,2009 年 2 月 FDA 批准用于痛风患者高尿酸血症的慢性治疗[68]。非布司他较别嘌醇对 XO 的选择性更高,对嘌呤和嘧啶代谢的其他酶无抑制作用。一项 2012 年 Cochrane 系统综述,具有方法学限定,评估了 6 项比较非布司他与别嘌醇降低 SUA 效果的临床试验,发现在达到血尿酸低于 6mg/dl 方面,非布司他优于别嘌醇 300mg。非布司他比 300mg 的别嘌醇更有效,实现 SUA 小于 6mg/dl。在评价这些试验时需要考虑到重要的一点,即这些试验允许上调非布司他剂量以到达最大限度的血尿酸降低,但别嘌醇的剂量上调至不超过每日 300mg[69]。由于已知别嘌醇的降尿酸效果是与剂量相关,有些患者需要每日 900mg 以到达血尿酸低于 6mg/dl,这些结果可能不允许这两种药物的有效性获得充分的比较。同一综述显示,与标准剂量的别嘌醇相比,高剂量的非布司

他,每日 120mg 和 240mg,增加了痛风发作的风险;然而,长期随访研究并未发现发作风险增加。美国 FDA 批准的剂量是每日 80mg;然而,在其他国家批准的剂量可高达每日 240mg。

此外,在比较研究中,这两种药物的副作用被证明是轻微和相似的,包括肝酶增高、恶心、腹泻、关节痛,以及皮疹是最常见的副作用,发生率大于 1%[62,68,70,71]。由于非布司他的广泛应用,临床医师应警惕血栓栓塞性心血管事件,该事件已上报 FDA 不良事件报告系统。有两项评估别嘌醇和非布司他的心血管风险的临床试验正在进行中[72,73]。

非布司他的推荐起始剂量是 40mg 每日 1 次,如果治疗 2 周 SUA 浓度不低于 6mg/dl 则增加至 80mg 每日 1 次。对肌酐清除率大于 30ml/min 者无需调整剂量,而说明书中无对在更严重的肾功能损害者的使用建议[68]。详细的、主要的非布司他药物相互作用见表 45-6。

表 45-6

非布司他药物相互作用

促变药	受变药[a]		描述
抗酸剂(如铝、镁)	非布司他	↓	80mg 单剂非布司他与含有氢氧化镁和氢氧化铝的抗酸剂同时摄取后显示,非布司他的吸收延迟(约 1 小时)并导致 C_{max} 降低 31% 和 AUC 降低 15%。因为 AUC 而不是 C_{max} 与药物作用有关,所以在 AUC 中观察到的变化被认为没有临床意义。因此,服用非布司他时不用抗酸剂
非布司他	去羟肌苷	↑	同时给药增加了去羟肌苷的全身暴露。禁忌同时用药
非布司他	黄嘌呤氧化酶底物药物(如硫唑嘌呤,巯嘌呤,茶碱	↑	非布司他是一种黄嘌呤氧化酶抑制剂。非布司他对黄嘌呤氧化酶的抑制可导致这些药物的血浆浓度增加,从而导致毒性。与硫唑嘌呤或巯基牛磺酸同时使用是禁忌的。与茶碱一起使用时要小心

[a] ↑=受变药增高；↓=受变药增加降低

药物选择

案例 45-3,问题 4: 由于 XO 抑制剂是降低 SUA 浓度的一线治疗,V. D. 应该选择哪种药物呢?

虽然非布司他能显著有效的降低血尿酸浓度,而别嘌醇可通过适当的剂量滴定至有效并达到目标血尿酸浓度,因此也是有效的。ACR 指南并未推荐一个优于另一个作为一线用药[17]。临床医生在选择药物治疗时应该牢记非布司他显著的高成本并考虑病人的承受能力。一项 2015 年成本效益分析(从美国付款人角度)发现,与别嘌醇达到 SUA 水平<6mg/dl 相比,尽管 5 年内别嘌醇治疗的总费用较低(药物之间的差异为 1 882 美元),但非布司他是一种具有成本效益的选择[74]。国家卫生与临床优化研究所(NICE),系英国的一个针对公共卫生体系的卫生保健工作者提供医疗指导的组织,2008 年最近发布了一份文件,建议非布司他仅用于那些对别嘌醇不能耐受或有禁忌证者,或者那些别嘌醇治疗后不能获得足够的血尿酸浓度降低的患者[75]。V. D. 无别嘌醇的禁忌证。她长期使用华法林,该药可与别嘌醇相互作用[76]。这需要在开始别嘌醇治疗后 5~7 日以及任何调整别嘌醇剂量的时候,监测其国际标准化比值。

促尿酸排泄药

丙磺舒是美国唯一可用的促尿酸排泄药。临床实践指南建议将其作为 XO 抑制剂的二线疗法,用于因耐受性、禁忌证或显著药物相互作用而无法服用至少一种 XO 抑制剂的患者[17]。该类促尿酸排泄药的临床证据仅限于与别嘌醇比较的苯溴马隆(其在美国尚未上市)。2014 年 Cochrane 评价得出结论,这些药物之间在预防急性痛风发作次数或由于副作用而停止治疗的患者数量方面没有差异[77]。然而,由于缺乏头对头比较,临床医生必须谨慎地将这些结果外推至丙磺舒。对于肾功能受损或尿石症患者,不应使用促尿酸排泄药。丙磺舒口服吸收良好,血浆浓度在 2~4 小时内达峰。其生物半衰期为 6~12 小时,且其活性代谢物延长了作用时间。丙磺舒常规初始剂量(治疗第一周 250mg 每日 2 次)可以增加至 500mg 每日 2 次。如果需要,剂量可进一步增加至每日 2~3g。促尿酸排泄治疗应从小剂量开始,因为大量尿酸排泄增加了肾脏尿酸结石形成的风险。大量饮水以维持尿液至少每日 2L,也可最大限度地减少肾结石的形成。这种渐进开始 ULT 的方式也可减少诱发痛风急性发作的风险。常见的不良反应包括头痛和胃肠不适。

丙磺舒抑制青霉素向肾小管内分泌,从而延长青霉素血浆半衰期,增加青霉素的血浆浓度。丙磺舒也可与水杨酸盐类竞争肾小管转运,但它与水杨酸盐类的相互作用涉及多种机制[78]。起心肌保护作用的低剂量阿司匹林不太可能干扰丙磺舒的治疗。有趣的是,大剂量(如超过 1g)阿司匹林有排尿酸作用[79]。

重组尿酸氧化酶类药(尿酸酶)

尿酸酶,一种除人类以外许多动物物种体内内源性酶,可将尿酸转化为尿囊素,后者比尿酸易溶得多,因此,更容易排泄到尿液中。最近,两种重组尿酸氧化酶类药已经用于高尿酸血症和痛风的治疗。然而,高发的(23%~24%)严重不良反应及成本阻碍了常规使用。当然,当所有其他 ULT 都失败时,它们应被视为替代方案[80]。

拉布立酶

拉布立酶最初是由 FDA 批准用于治疗儿童接受细胞毒性化疗可能导致的肿瘤溶解综合征所致的高尿酸血症,之后批准了成人相同的适应证。拉布立酶的给药是每日 0.2mg/kg 静脉注射 5 日[81]。一项针对肾功能不全的患者的短期比较研究发现,拉布立酶在 7 日治疗结束时比别嘌醇更有效的降低血清尿酸浓度[82]。虽然低质量的研究显示 SUA 显著减少,但由于其半衰期短和免疫原性,拉布立酶不适用于治疗痛风患者的高尿酸血症。除非进一步的研究证实其在非化疗相关高尿酸血症的安全性和长期疗效,拉布立酶应只限于有肿瘤溶解综合征风险的高尿酸血症患者。

培戈洛酶

培戈洛酶,另一种可使用的重组尿酸酶类药物,已在一些小型随机对照试验中证实能有效降低常规治疗无效患者的血清尿酸浓度[83]。美国 FDA 于 2010 年批准用于这一有限人群的治疗。培戈洛酶的给药剂量是每 2 周 8mg,每次静脉注射 2 小时[84]。其显著风险是有过敏反应[85]和注射部位反应,所以每次剂量必须加用抗组胺药和皮质类固醇来预防。禁用于葡萄糖-6-磷酸脱氢酶缺乏症患者,且在治疗开始后的前 6 个月建议常规预防痛风发作。最后,在多数研究患者中出现了抗培戈洛酶抗体,它通过缩短培戈洛酶的半衰期从而减弱其降尿酸作用。但其全面的含义尚未知。

其他药物

用于治疗与痛风相关的常见病的一些药物(例如抗坏血酸、抗高血压药和非诺贝特)已被证明具有降尿酸特性。然而,目前可用于评估这些药物的试验具有显著的局限性,并且血尿酸降低很少。同样重要的是要注意到迄今为止尚未公布评估其对临床相关结果(如痛风发作)有效性的试验。如果未来的随机试验显示有希望,一些高尿酸血症患者可以通过选择治疗合并症的药物而不是要求使用更多的传统 ULT 来获得更好的治疗。

抗坏血酸

维生素 C 具有降尿酸作用,被认为是通过与尿酸竞争肾小管重吸收而介导的[86]。然而,临床实践指南并未解决其在治疗中的地位,并且缺乏支持常规用于预防痛风发作的高质量证据[87,88]。

抗高血压药

在病例对照研究中,钙通道阻滞剂和氯沙坦已被证明

可降低痛风发病风险[89]。对其他抗高血压药(如 β 受体阻滞剂、利尿剂、血管紧张素转换酶抑制剂和非氯沙坦血管紧张素 II 受体阻滞剂)也进行了研究,结果发现它们有增加痛风的风险。当与利尿剂一起使用时,氯沙坦似乎可以减轻利尿剂的高尿酸血症效果[86]。它似乎不是血管紧张素 II 受体阻滞剂的经典效应,因为在一项研究中,氯沙坦组患者的 SUA 浓度显著低于厄贝沙坦治疗组[90]。在患有高尿酸血症和 HTN 的患者中,氯沙坦和钙通道阻滞剂可能是一种可行的选择,具体取决于患者个体差异。

非诺贝特

已经证明,非诺贝特通过增加肾脏尿酸排泄来降低 SUA 浓度[86]。除了治疗性质的生活方式改变之外,还通常使用贝特类(如,吉非贝齐,非诺贝特)或烟酸来治疗高甘油三酯血症。然而,对有痛风和高尿酸血症病史的患者,由于烟酸可以诱发高尿酸血症,所以贝特类比烟酸更受欢迎。对于需要降低甘油三酯和痛风病史的患者,非诺贝特是一种合理的选择;然而,选择用于治疗这种并发症的药物也涉及其他可能同样适用的临床差异[33,91,92]。

预防降尿酸期间的复发

案例 45-3,问题 5: V. D. 的初始 ULT 是口服别嘌醇 100mg,每日 1 次。2~4 周后,她的血尿酸浓度将被检测,且如果需要,其别嘌醇将被加量 50~100mg/d,直至达到小于或等于 6mg/dl 的目标浓度。当启动 ULT 时还需要其他什么药物治疗呢?

矛盾的是,开始 ULT 可诱发急性痛风发作。指南建议在开始 ULT 时对所有患者均使用抗炎药进行预防[32-34]。应按照优先顺序考虑以下抗炎药:秋水仙碱、低剂量 NSAIDs 和口服糖皮质激素[32]。然而,在选择预防性治疗时,还应考虑患者的合并症、潜在的药物-药物相互作用,和耐受性问题。在开始 ULT 时,抗炎治疗应持续至少 6 个月。对于达到 SUA 目标浓度而无痛风石证据的患者,3 个月的短期可能是合理的。V. D. 将是预防复发的候选人。如上所述,V. D. 高龄、急性发作性心力衰竭和肾功能障碍是患者特异性参数,这些参数是长期使用 NSAIDs 治疗预防复发的相对禁忌证或需慎用。秋水仙碱是一种合理的选择,因为它被认为是一线药,并且在急性发作期间能耐受秋水仙碱。用于预防发作的秋水仙碱剂量为 0.6mg,每日 1 次或 2 次,持续 6 周。应监测 V. D. 的药物不良反应。

监测和随访

除了监测与药物相关不良反应的主观和客观证据之外,应每月监测 SUA 浓度直至达到目标,然后每 6~12 个月监测一次。ULT 的最佳持续时间尚不清楚。轻度痛风患者可在停止使用 ULT 后多年没有反复发作。治疗期间 SUA 浓度越低,急性发作或再发痛风石的间隔越长。如果停止治疗,大多数长期接受 ULT 治疗的患者可能会出现复发性急性发作、痛风石或两者兼有[93]。在共享知情讨论后,何时终止 ULT 主要取决于患者偏好。

无症状高尿酸血症

案例 45-4

问题 1: T. M. ,50 岁,男性,至其医生处行常规评估。他的查体无特殊,且其实验室检查除血尿酸浓度为 9.5mg/dl 外,均在正常范围内。他的高尿酸血症应该治疗吗?

高尿酸的患者比血尿酸正常者更容易罹患急性痛风性关节炎。高尿酸血症患者有很大一部分可能从未经历过痛风急性发作[2]。然而,如果仅仅为预防痛风性关节炎的急性发作,终生给予降尿酸药物治疗所有高尿酸血症个体,这将是过度治疗。一旦发生急性发作,可以给予快速且轻松的治疗。如果患者 1 年内至少有 2 次发作,则可考虑 ULT。由于缺乏有质量的证据,ACR 指南选择不解决这一问题[17]。

高尿酸血症治疗中的关键问题是尿酸对肾功能的影响。肾脏疾病常与痛风有关,而肾衰竭被认为是多达 25% 痛风患者的最终死因。然而,痛风和肾功能不全并存但无高血压者极为罕见[94]。因此,现在的共识似乎是,高尿酸血症本身对肾功能并无有害的影响[95,96]。

药师的作用

药师在痛风的教育和管理中发挥着重要作用。正如本章多次提到的,用于治疗急性和慢性痛风的大多数药物具显著相关的药物-药物相互作用。一项 2008 年回顾性队列研究显示,28% 的患者在开始 ULT 之前未与提供者会面,56% 的患者对 ULT 不依从[97]。药物作用的患者教育,包括坚持的重要性以及如何监测和管理痛风治疗中的药物不良反应,是治疗的重要组成部分。如果在开始 ULT 之前没有进行提供者访问,则药剂师可能是患者教育的来源。药剂师具备监测药物-药物相互作用、监测和教育药物依从性,以及提供关于痛风和生活方式建议的一般教育的知识和技能。此外,与患者的初级保健提供者的开放式沟通有可能改善与此病症相关的患者体验。

(颜淑敏 译,满斯亮 毛璐 校,伍沪生 审)

参考文献

1. Terkeltaub R et al. Recent developments in our understanding of the renal basis of hyperuricemia and the development of novel antihyperuricemic therapeutics. *Arthritis Res Ther*. 2006;8(Suppl 1):S4.
2. Neogi T. Clinical practice. Gout. *N Engl J Med*. 2011;364(5):443.
3. Teng GG et al. Pathophysiology, clinical presentation and treatment of gout. *Drugs*. 2006;66:1547.
4. Schlesinger N et al. Serum urate during acute gout. *J Rheumatol*. 2009;36:1287.
5. Lee SJ, Terkeltaub RA. New developments in clinically relevant mechanisms and treatment of hyperuricemia. *Curr Rheumatol Rep*. 2006;8:224.
6. Wortmann RL. Gout and hyperuricemia. In: Firestein GS et al, ed. Kelley's Textbook of Rheumatology. Vol 2. 8th ed. Philadelphia, PA: WB Saunders; 2008:1481.
7. Choi HK et al. Purine-rich foods, dairy and protein intake, and the risk of gout in men. *N Engl J Med*. 2004;350:1093.
8. Fam AG. Gout, diet, and the insulin resistance syndrome. *J Rheumatol*. 2002;29:1350.

9. Choi HK, Curhan G. Soft drinks, fructose consumption, and the risk of gout in men: prospective cohort study. *BMJ*. 2008; 336:309.

10. Saag KG, Choi H. Epidemiology, risk factors, and lifestyle modifications for gout. *Arthritis Res Ther*. 2006;8(Supp1):S2.

11. Agudelo CA, Wise CM. Crystal-associated arthritis in the elderly. *Rheum Dis Clin North Am*. 2000;26:527.

12. Singh JA. Racial and gender disparities among patients with gout. *Curr Rheumatol Rep*. 2013;15(2):307.

13. Zhang W et al. EULAR evidence based recommendations for gout. Part I: Diagnosis. Report of a taskforce of the Standing Committee for International Clinical Studies Including Therapeutics (ESCISIT). *Ann Rheum Dis*. 2006;65:1301.

14. Hadler NM et al. Acute polyarticular gout. *Am J Med*. 1974; 56:715.

15. Hermann G, Bloch C. Gout. Philadelphia, PA: JB Lippincott; 1994.

16. Simkin PA. The pathogenesis of podagra. *Ann Intern Med*. 1977;86:230.

17. Khanna D et al. American College of Rheumatology guidelines for management of gout. Part 1: systematic nonpharmacologic and pharmacologic therapeutic approaches to hyperuricemia. *Arthritis Care Res*. 2012;64(10):1431.

18. Feig DI et al. Uric acid and cardiovascular risk. *N Engl J Med*. 2008;359:1811-21.

19. Bellomo G. The Relationship Between Uric Acid, Allopurinol, Cardiovascular Events, and Kidney Disease Progression: A Step Forward. *Am J Kidney Dis*. 2015;65(4):525.

20. Choi HK, Curhan G. Independent impact of gout on mortality and risk for coronary heart disease. *Circulation*. 2007;116:894.

21. Thanassoulis G et al. Gout, allopurinol use, and heart failure outcomes. *Arch Intern Med*. 2010;170:1358.

22. Brady HR et al. Acute Renal Failure. Philadelphia, PA: WB Saunders; 2007.

23. Choi HK et al. Alcohol intake and risk of incident gout in men: a prospective study. *Lancet*. 2004;363:1277.

24. Cardenosa G, Deluca SA. Radiographic features of gout. *Am Fam Physician*. 1990;4:539.

25. Reginato AJ. Gout and Other Crystal Arthropathies. New York, NY: McGraw-Hill; 2001.

26. Finch W. Acute crystal-induced arthritis: gout and a whole lot more. *Postgrad Med*. 1989;85:273.

27. Wallace SL et al. Preliminary criteria for the classification of the acute arthritis of primary gout. *Arthritis Rheum*. 1977; 20:895.

28. Neogi T et al. 2015 Gout Classification Criteria. *Arthritis Rheum*. 2015;67(10):2557.

29. Wortmann RL. The management of gout: it should be crystal clear. *J Rheumatol*. 2006;33:1921.

30. Schlesinger N et al. A survey of current evaluation and treatment of gout. *J Rheumatol*. 2006;33:2050.

31. Harrold LR et al. Primary care providers' knowledge, beliefs and treatment practices for gout: results of a physician questionnaire. *Rheumatology*. 2013;52:1623.

32. Khanna D et al. American College of Rheumatology guidelines for management of gout. Part 2: therapy and antiinflammatory prophylaxis of acute gouty arthritis. *Arthritis Care Res* 2012;64(10):1447.

33. Zhang W et al. EULAR evidence based recommendations for gout. Part II: Management. Report of a task force of the EULAR Standing Committee for International Clinical Studies Including Therapeutics (ESCISIT). *Ann Rheum Dis*. 2006;65:1312.

34. Jordan KM et al. British Society for Rheumatology and British Health Professionals in Rheumatology guideline for the management of gout. *Rheumatology (Oxford)*. 2007;46:1372.

35. Henry D et al. Variability in the risk of major gastrointestinal complications from nonaspirin nonsteroidal antiinflammatory drugs. *Gastroenterology*. 1993;105:1078.

36. van Durme CMPG, et al. Non-steroidal anti-inflammatory drugs for acute gout. Cochrane Database of Systematic Reviews 2014, Issue 9. Art. No.: CD010120. DOI: 10.1002/14651858.CD010120.pub2.

37. Schjerning Olsen AM, et al. Association of NSAID use with risk of bleeding and cardiovascular events in patients receiving antithrombotic therapy after myocardial infarction. *JAMA*. 2015;313(8):805.

38. Brater DC. Analysis of the effect of indomethacin on the response to furosemide in man: effect of dose offurosemide. *J Pharmacol Exp Ther*. 1979;210:386.

39. Frölich JC et al. Suppression of plasma renin activity by indomethacin in man. *Circ Res*. 1976;39:447.

40. Patak RV et al. Antagonism of the effects of furosemide by indomethacin in normal and hypertensive man. *Prostaglandins*. 1975;10:649.

41. Smith DE et al. Attenuation of furosemide's diuretic effect by indomethacin: pharmacokinetic evaluation. *J Pharmacokinet Biopharm*. 1979;7:265.

42. Durao V et al. Modification of antihypertensive effect of beta-adrenoceptor-blocking agents by inhibition of endogenous prostaglandin synthesis.

Lancet. 1977;2:1005.

43. Facts & Comparisons eAnswers. **http://online.factsandcomparisons.com/MonoDisp.aspx?monoID=fandc-hcp11516&quick=12%7c31&earch=12%7c31&isstemmed=True#druginters**. Accessed May 31, 2015.

44. Terkeltaub RA. Colchicine update: 2008. *Semin Arthritis Rheum*. 2009;38:411.

45. Terkeltaub RA et al. High versus low dosing of oral colchicine for early acute gout flare: twenty-four-hour outcome of the first multicenter, randomized, doubleblind, placebo-controlled, parallel-group, dose-comparison colchicine study. *Arthritis Rheum*. 2010;62:1060.

46. van Echteld I, et al. Colchicine for acute gout. Cochrane Database of Systematic Reviews 2014, Issue 8. Art. No.: CD006190. DOI: 10.1002/14651858.CD006190.pub2.

47. Colcrys [prescribing information]. Philadelphia, PA: Mutual Pharmaceutical Company, Inc; 2009.

48. Kesselheim AS, Solomon DH. Incentives for drug development—the curious case of colchicine. *N Engl J Med*. 2010;362:2045.

49. Colchicine monograph. Facts & Comparisons eAnswers. St. Louis, MO: Wolters Kluwer Health; 2010. **http://online.factsandcomparisons.com/MonoDisp.aspx?monoID=fandc-hcp12251&quick=275331%7c5&search=275331%7c5&isstemmed=True&NDCmapping=-1&fromTop=true#firstMatch**. Accessed June 2, 2015.

50. Cronstein BN, Terkeltaub R. The inflammatory process of gout and its treatment. *Arthritis Res Ther*. 2006;8(Suppl 1):S3.

51. Man CY et al. Comparison of oral prednisolone/paracetamol and oral indomethacin/paracetamol combination therapy in the treatment of acute goutlike arthritis: a double-blind, randomized, controlled trial. *Ann Emerg Med*. 2007;49:670.

52. Sivera F, et al. Interleukin-1 inhibitors for acute gout. Cochrane Database of Systematic Reviews 2014, Issue 9. Art. No.: CD009993. DOI: 10.1002/14651858.CD009993.pub2.

53. Schlesinger N, et al. Local ice therapy during bouts of acute gouty arthritis. *J Rheumatol*. 2002 Feb;29(2):331.

54. Zhang Y et al. Alcohol consumption as a trigger of recurrent gout attacks. *Am J Med*. 2006;119:800.e13.

55. Choi HK et al. Obesity, weight change, hypertension, diuretic use, and risk of gout in men: the health professionals follow-up study. *Arch Int Med*. 2005;165:742.

56. Choi HK et al. Intake of purine-rich foods, protein, and dairy products and relationship to serum levels of uric acid: the Third National Health and Nutrition Examination Survey. *Arthritis Rheum*. 2005;52:283.

57. Johnson RJ, Rideout BA. Uric acid and diet—insights into the epidemic of cardiovascular disease. *N Engl J Med*. 2004;350:1071.

58. Choi HK, et al. Coffee consumption and risk of incident gout in men: a prospective study. *Arthritis Rheum*. 2007;56:2049.

59. Sica DA. Diuretics should continue to be one of the preferred initial therapies in the management of hypertension: the argument against. *J Clin Hypertens*. (Greenwich). 2005;7:117.

60. Hueskes BA, et al. Use of diuretics and the risk of gouty arthritis: a systematic review. *Semin Arthritis Rheum*. 2012;41(6):879.

61. Seth R, et al. Allopurinol for chronic gout. Cochrane Database of Systematic Reviews 2014, Issue 10. Art. No.: CD006077. DOI: 10.1002/14651858.CD006077.pub3.

62. Becker MA et al. The urate-lowering efficacy and safety of febuxostat in the treatment of the hyperuricemia of gout: the CONFIRMS trial. *Arthritis Res Ther*. 2010;12: R63.

63. Reinders MK, et al. A randomised controlled trial on the efficacy and tolerability with dose escalation of allopurinol 300-600 mg/day versus benzbromarone 100-200 mg/day in patients with gout. *Ann Rheum Dis*. 2009;68:829.

64. Arellano F, Sacristán JA. Allopurinol hypersensitivity syndrome: a review. *Ann Pharmacother*. 1993;27:337.

65. Fam AG. Difficult gout and new approaches for control of hyperuricemia in the allopurinol-allergic patient. *Curr Rheumatol Rep*. 2001;3:29.

66. Hande KR et al. Severe allopurinol toxicity. Description and guidelines for prevention in patients with renal insufficiency. *Am J Med*. 1984;76:47.

67. Dalbeth N et al. Dose adjustment of allopurinol according to creatinine clearance does not provide adequate control of hyperuricemia in patients with gout. *J Rheumatol*. 2006;33:1646.

68. Uloric [package insert]. Deerfield, IL: Takeda Pharmaceuticals America; 2009.

69. Tayar JH, et al. Febuxostat for treating chronic gout. Cochrane Database of Systematic Reviews 2012, Issue 11. Art. No.: CD008653. DOI: 10.1002/14651858.CD008653.pub2.

70. Schumacher HR Jr et al. Effects of febuxostat versus allopurinol and placebo in reducing serum urate in subjects with hyperuricemia and gout: a 28-week, phase III, randomized, double-blind, parallel-group trial. *Arthritis*

Rheum. 2008;59:1540.

71. Becker MA et al. Clinical efficacy and safety of successful longterm urate lowering with febuxostat or allopurinol in subjects with gout. *J Rheumatol.* 2009;36:1273.

72. White WB et al. Cardiovascular safety of febuxostat and allopurinol in patients with gout and cardiovascular comorbidities. *Am Heart J.* 2012;164(1):14.

73. MacDonald TM et al. Protocol of the Febuxostat versus Allopurinol Streamlined Trial (FAST): a large prospective, randomised, open, blinded endpoint study comparing the cardiovascular safety of allopurinol and febuxostat in the management of symptomatic hyperuricaemia. BMJ Open. 2014 Jul 10;4:e005354. doi:10.1136/bmjopen-2014-005354

74. Pranav K, et al. Cost-Effectiveness analysis of allopurinol versus febuxostat in chronic gout patients: a U.S. payer perspective. *J Manag Care Pharm.* 2015;21(2):165.

75. National Health Service. National Institute for Health and Clinical Excellence. Febuxostat for the management of hyperuricaemia in people with gout. 2008; http://www.nice.org.uk/Guidance/TA164. Accessed June 6, 2015.

76. **Allopurinol monograph. Facts & Comparisons eAnswers. St. Louis, MO: Wolters Kluwer Health; 2010. http://online.factsandcomparisons. com/MonoDisp.aspx?monoID=fandc-hcp13090&quick=17622115&- search=17622115&isstemmed=True.** Accessed June 8, 2015.

77. Kydd ASR, et al. Uricosuric medications for chronic gout. Cochrane Database of Systematic Reviews 2014, Issue 11. Art. No.: CD010457. DOI: 10.1002/14651858.CD010457.pub2.

78. Yue TF et al. Mutual suppression of the uricosuric effects of sulfinpyrazone and salicylate: a study in interactions between drugs. *J Clin Invest.* 1963;42:1330.

79. Reyes AJ. Cardiovascular drugs and serum uric acid. *Cardiovasc Drugs Ther.* 2003;17:397.

80. Sundy JS et al. Efficacy and tolerability of pegloticase for the treatment of chronic gout in patients refractory to conventional treatment: two randomized controlled trials JAMA. 2011;306(7):711.

81. Elitek [prescribing information]. Bridgewater, NJ: Sanofi-Aventis U.S. LLC; 2010. **http://products.sanofi-aventis.us/elitek/elitek.pdf.** Accessed June 8, 2015.

82. De Angelis S et al. Is rasburicase an effective alternative to allopurinol for management of hyperuricemia in renal failure patients? A double blind-randomized study. *Eur Rev Med Pharmacol Sci.* 2007;11:179.

83. Sundy JS et al. Reduction of plasma urate levels following treatment with multiple doses of pegloticase (polyethylene glycol-conjugated uricase) in patients with treatment-failure gout: results ofa phase II randomized study. *Arthritis Rheum.* 2008;58:2882.

84. Krystexxa [prescribing information]. East Brunswick, NJ: Savient Pharmaceuticals; 2010. **http://www.crealtapharma.info/pdfs/krystexxa/ KRYSTEXXA_Prescribing_Information.pdf.** Accessed June 8, 2015.

85. U.S. Food and Drug Administration. FDA Approves New Drug for Gout. 2014. **http://www.fda.gov/NewsEvents/Newsroom/PressAnnouncements/ ucm225810.htm.** Accessed June 10, 2015.

86. Daskalopoulou SS et al. Effect on serum uric acid levels of drugs prescribed for indications other than treating hyperuricaemia. *Curr Pharm Des.* 2005;11:4161.

87. Andrés M, et al. Dietary supplements for chronic gout. Cochrane Database of Systematic Reviews 2014, Issue 10. Art. No.: CD010156. DOI: 10.1002/14651858.CD010156.pub2.

88. Stamp LK et al. Clinically insignificant effect of supplemental vitamin C on serum urate in patients with gout: a pilot randomized controlled trial. Arthritis Rheum. 2013;65(6):1636.

89. Choi HK, Soriano LC, Zhang Y, Rodríguez LA. Antihypertensive drugs and risk of incident gout among patients with hypertension: population based case-control study. *BMJ.* 2012;344.

90. Würzner G, et al. Comparative effects of losartan and irbesartan on serum uric acid in hypertensive patients with hyperuricaemia and gout. *J Hypertens.* 2001;19(10):1855.

91. Feher MD et al. Fenofibrate enhances urate reduction in men treated with allopurinol for hyperuricaemia and gout. *Rheumatology (Oxford).* 2003;42:321.

92. Ka T et al. Effects of a fenofibrate/losartan combination on the plasma concentration and urinary excretion of purine bases. *Int J Clin Pharmacol Ther.* 2006;44:22.

93. Gast LF. Withdrawal of longterm antihyperuricemic therapy in tophaceous gout. *Clin Rheumatol.* 1987;6(1):70.

94. Reif MC et al. Chronic gouty nephropathy: a vanishing syndrome? [editorial]. *N Engl J Med.* 1981;304:535.

95. Yu TF, Berger L. Impaired renal function in gout: its association with hypertensive vascular disease and intrinsic renal disease. *Am J Med.* 1982;72:95.

96. Yu TF et al. Renal function in gout. V. Factors influencing the renal hemodynamics. *Am J Med.* 1979;67:766.

97. Harrold LR, et al. Adherence with urate-lowering therapies for the treatment of gout. *Arthritis Res Therapy.* 2009;11:R46.

第 46 章　结缔组织病

Julie L. Olenak and Jonathan D. Ference

核心原则

		章节案例
①	90%的系统性硬化症患者具有雷诺现象的症状和体征。	案例 46-1(问题 1 和 2) 表 46-1
②	尼非地平、哌唑嗪和氯沙坦可减低雷诺综合征现象的严重性和频率。	案例 46-1(问题 3) 表 46-3
③	许多专家认为风湿性多肌痛和巨细胞动脉炎是同一疾病在临床过程不同时间里的表现。然而,它们各具特征性症状且治疗不同。	案例 46-2(问题 1~3) 表 46-4
④	反应性关节炎继发于某些泌尿生殖系统、胃肠道或呼吸系统感染。具有 HLA-B27 基因的患者更易患脊柱关节炎。	案例 46-3(问题 1) 表 46-5
⑤	活动性感染患者,以及性传播疾病患者的伴侣,应该予以抗生素治疗。然而,长期抗生素治疗反应性关节炎的疗效充满争议。	案例 46-3(问题 2)
⑥	非甾体类抗炎药适用于反应性关节炎的初始治疗,以控制疼痛和炎症。	案例 46-3(问题 2)
⑦	在严重或长期的反应性关节炎病例中,可考虑使用糖皮质激素、缓解病情抗风湿药物(disease-modifying anti-rheumatic drugs,DMARDs)和生物制剂。	案例 46-3(问题 3)
⑧	多发性肌炎和皮肌炎应初始高剂量糖皮质激素治疗。如单用糖皮质激素不能控制病情、或虽治疗有效,但需糖皮质激素维持效果,或者病初即出现肌肉外并发症,则推荐使用免疫抑制剂。	案例 46-4(问题 1 和 2)

概述

　　尽管对不同结缔组织病(connective tissue disease,CTD)的免疫和病理有了新的认识,这些疾病的病因仍然不明[1]。因为疾病的复杂性和症状表现各异,CTD 的诊断困难。患者对病史的叙述、体格检查的结果及实验室检查有助于指导 CTD 的诊断[1]。据报道,多达一半诊为 CTD 的患者被确诊为未分化结缔组织病[2]。患者可能需要数年才能被诊断并符合分类标准。弥漫性 CTD 包括系统性红斑狼疮(systemic lupus erythematosus,SLE)、硬皮病,多发性肌炎、皮肌炎、类风湿关节炎和干燥综合征。患者可有一种以上的 CTD,症状一般不同时出现。混合性结缔组织病是一种自身免疫性疾病特征的重叠,包括肌炎、硬皮病和系统性红斑狼疮[1,2]。

一般体征和症状

　　作为与 CTD 相关炎症性疾病的一部分,如 SLE,许多患者可有关节痛和关节炎。晨僵大于 1 小时(类似情况可发生于久坐或休息后)、肿胀、发热、虚弱和全身乏力等提示炎症性疾病。对一些患者而言,尽管有疼痛和畸形,但其日常生活活动能力和功能可以是好的;另一些患者,因为心理性和系统性疾病,即使是最少的关节受累也可导致功能变差。患者生活的其他社会心理方面,包括性行为,可能会受到许多炎症性疾病的影响。

　　皮肤的变化往往与特定的风湿性疾病相关。例如包括脱发之于 SLE、甲剥离和脓溢性皮肤角化病之于反应性关节炎、口腔或生殖器溃疡之于 SLE 或 Reiter 综合征、雷诺现象之于 SLE 或系统性硬化症症、钙质沉着症和指节处皮疹(Gottron 皮疹)之于皮肌炎,以及光敏感性颧部红斑之于 SLE。结节、痛风石、毛细血管扩张,或血管炎性改变也可以被检测到,从而帮助临床医生鉴别存在哪种炎症性疾病以及什么治疗是必需的。

　　结缔组织病常常与关节肌肉改变相关。关节可出现发热、发红和积液、滑膜增厚、畸形、运动范围缩小、运动时疼痛、触痛和功能下降。通常,患者的手和手臂的功能,以

及步态,可能会改变。除了用于区分各种风湿性疾病的体征和症状外,对有风湿病性主诉的患者行实验室评估往往可以确定疾病的程度或检测其他可能累及的器官系统。

特定的结缔组织病

结缔组织病和风湿性疾病包涵了以炎症为本质且与免疫系统相关的广泛的疾病。以下是一些在临床实践中可遇到的疾病,并将在本章中进行讨论:硬皮病、风湿性多肌痛、颞动脉炎、反应性关节炎、多发性肌炎和皮肌炎。亦可参阅第 33 章,它涵盖了 SLE。

系统性硬化症(硬皮病)

系统性硬化症,亦称系统性硬皮病,是一种自身免疫性 CTD,其特征为皮肤及其他内脏器官细胞外基质过度沉积和血管损伤[3]。系统性硬化症依据皮肤和内脏器官受累的模式、自身抗体的产生和患者的生存率可分为不同的临床亚型[3]。最常见的亚型包括局限型硬皮病(约 60% 的患者)和弥漫型硬皮病(约 35% 的患者)[3]。重叠综合征指具有一个或更多的其他 CTD 共同特征的患者,约占确诊系统性硬化症患者的 11%。当皮肤变厚仅限于肘和膝关节以远端时诊断局限型硬皮病亚型。表现为一系列功能障碍的 CREST(皮肤钙质沉着症、雷诺现象、食管功能障碍、指端硬化、毛细血管扩张)综合征是局限型硬皮病的一个亚型[3]。

女性比男性更易患系统性硬化症(女性比男性为 4.6:1),虽然平均诊断年龄男女无不同[4]。系统性硬化症的发病一般开始于 30~50 岁的成年人,在儿童和 80 岁以上的老年人中罕见[5]。患病率在美国估计为每百万成人 276 例[5]。非洲裔美国人患弥漫型硬皮病的几率是非非洲裔美国人的两倍,非洲裔女性年发病率是高加索女性的 2 倍[4,6]。疾病的可能的危险因素分别包括环境暴露于石英粉尘(例如,煤矿工人)和存在的结缔组织生长因子基因多态性[7]。目前,没有确凿的证据支持硅胶乳房植入物与系统性硬化症或任何其他 CTD 之间的相关性[7]。吸烟与系统性硬化风险增高无关[8]。

导致系统性硬皮病的潜在病理生理改变仍然不明,但很多人认为它是淋巴细胞介导的自身免疫反应的结果,内皮细胞、活化的免疫细胞和成纤维细胞在这个过程中起着关键的作用。推测这一过程是通过针对内皮细胞的免疫攻击发起,导致内皮细胞活化或损伤。随后,成纤维细胞活化,导致内皮下结缔组织增生、血管管腔变窄和雷诺现象。然后,T 细胞选择性地激活和填充受影响的部位如真皮和肺组织。这些细胞产生的细胞因子刺激固有的成纤维细胞产生过量的前胶原,然后转化为细胞外成熟胶原。之后,当炎症消退后,成纤维细胞恢复正常。系统性硬皮病最常见且严重的并发症是累及肺部,可包括纤维化或间质性肺病以及导致肺动脉高压的肺血管疾病。估计系统性硬皮病的肺部受累发生率为 40%,占系统性硬皮病死因的 13%~

17%[7]。其他并发症包括,但不限于,伤口愈合不良、心律失常、心力衰竭、肾衰竭和食管狭窄[7]。

案例 46-1

问题 1:T. P.,一名 58 岁非洲裔美国女性,既往有局限型硬皮病。主诉双手手指疼痛和变色就诊于门诊。她描述变色是一种从正常到苍白外观的间歇性颜色消失,且伴随着颜色消失有间歇性麻木和刺痛。T. P. 说上述症状只出现在她暴露于寒冷环境中时。这些症状影响了她的生活质量和日常活动。在其他症状方面,T. P. 还经历了间歇性发展的双肘远端皮肤斑块状增厚、坑坑洼洼、粗糙。她没有其他重要的既往病史,也没有定期服用任何药物。查体显示,上躯干斑块状皮肤增厚、无凹陷。这一区域还有毛细血管扩张。上周抽取的实验室样本显示,她的 ANA 是阴性的,基本生化代谢指标、全血细胞计数和肝功能检查都是正常的。在 T. P. 的案例中,哪些主观和客观的数据是与局限性硬皮病一致的呢?

T. P. 主诉的雷诺综合征的典型症状,是局限性硬皮病的常见临床特征,可见于 95% 以上的患者。此外,发生于肘或膝关节远端的皮肤纤维化和毛细血管扩张,提示局限型硬皮病,而不是弥漫型硬皮病。因为 ANA 在未受累患者中可以是阳性,而在受累患者中是阴性,因此 ANA 检测结果的解释必须结合临床,而不能将其作为唯一的诊断标记[9]。

案例 46-1,问题 2:依据症状和体征,像局限型硬皮病的哪个亚型?

超过 95% 的系统性硬化症患者也有像在 T. P. 中所见的雷诺现象的症状和体征。患者通常会主诉遇冷后因反复、间断的血管痉挛发作所导致的手指或足趾颜色改变。血管收缩可导致局部发绀,并伴随疼痛和麻木,保暖后出现发红。身体的其他部位也可累及,如鼻子、耳朵、舌头和乳头。

常见的临床特征可用来区分局限型和弥漫型系统性硬化症(表 46-1)[3]。此外,依据其他症状,该疾病的变异型可存在于每一个亚型中。系统性硬化症的临床表现基于受累器官系统而不同(表 46-2)[3]。在确诊系统性硬化症前,可能具有相似临床特征的其他疾病,如淀粉样变性和混合性结缔组织病,应予以考虑和排除。ACR/EULAR 系统性硬化症的诊断标准要求符合 1 项主要标准(双手手指皮肤增厚,延伸到掌指关节近端)或 2 项次要标准(手指皮肤增厚、指尖病变、毛细血管扩张、甲襞毛细血管异常、肺动脉高压和/或间质性肺病、雷诺现象,或任何系统性硬化症相关自身抗体的存在)[10]。如果临床情况不明,推荐行皮肤活检以明确硬皮病。幼年系统性硬化症的诊断有其单独的标准[10]。系统性硬化症的整个病程是高度可变和不可预测的。然而,病情缓解之后,不易复发。

表 46-1

系统性硬化症的常见临床特点

亚型	皮肤纤维化	肺部受累	内脏受累	查体发现
局限型硬皮病	肘及膝以远区域[a]	肺动脉高压	严重 GERD 和雷诺现象	毛细血管扩张、皮肤钙质沉着症、硬皮指、指端缺血性并发症
弥漫型硬皮病	肘及膝近侧或以远区域[a]	肺间质病变	硬皮病肾危象	肌腱摩擦音、肤色改变

[a] 可累及颜面部。

GERD，胃食管反流病。

经许可引自：Hinchcliff M，Varga J. Systemic sclerosis/scleroderma：a treatable multisystem disease. *Am Fam Physician*. 2008；78：961.

表 46-2

系统性硬化症的临床表现

器官系统	临床表现
心血管	心脏传导异常、充血性心力衰竭、心包积液、指端缺血性改变、雷诺现象
胃肠道	Barrett 食管炎或狭窄、胃食管反流病、吞咽困难、口臭、慢性咳嗽、龋齿
泌尿生殖	性功能障碍、性交困难、阳痿
肌肉骨骼	屈曲挛缩、肌肉萎缩、手肿胀、无法握紧拳头、无力
肺	肺间质病变、肺动脉高压、基底部和移动性爆裂音、劳力性呼吸困难
肾	肾危象
皮肤	钙质沉着症、皮肤瘙痒、皮肤增厚、皮肤紧绷、抓痕、结痂、色素脱失

经许可引自：Hinchcliff M，Varga J. Systemic sclerosis/scleroderma：a treatable multisystem disease. *Am Fam Physician*. 2008；78：961.

> **案例 46-1，问题 3：**目前，推荐什么样的药物来治疗 T. P. 的系统性硬化症的临床表现呢？

临床实践指南可以在确定系统性硬化症的治疗时帮助临床医生[12]。系统性硬化症并无特异性治疗。而治疗在本质上主要是支持性和对症性的，是针对特定的受累器官的（表 46-3）[13]。因此，治疗的主要目标是提高生活质量，减少并发症的风险。基于 T. P. 当前的症状，二氢吡啶类钙通道阻滞剂硝苯地平的初始治疗以达到症状控制是一个恰当的选择。与安慰剂组相比，硝苯地平和哌唑嗪适度降低了雷诺缺血性发作的严重性和频率[14,15]。然而，在一项氯沙坦与低剂量的硝苯地平相比的非盲、随机对照试验（RCT）中，使用氯沙坦者在 12 周内雷诺症状的严重性和频率得以降低[16]。但这不应该被认为是氯沙坦更优胜的确证，因为缺乏盲法可能导致高估了氯沙坦的益处。虽然他达拉非单药治疗对统性硬化症所致的雷诺现象无效，但当联合钙通道阻滞剂时，与单用钙通道阻滞剂相比，这种组合能改善症状并减少手指溃疡[17,18]。波生坦（在美国是限制

类药，批准用于治疗症状性肺动脉高压）已被证明可减少雷诺现象所致的手指溃疡的发生[19]。与安慰剂相比，阿托伐他汀每日 40mg 可减少系统性硬化症合并雷诺现象患者的新发手指溃疡数，在一项 4 个月的随机试验中：阿托伐他汀与安慰剂相比，每位患者的新发手指溃疡数分别为 1.6 比 2.5[20]。对发生肺动脉高压的患者早期给予血管紧张素转换酶抑制剂治疗可改善硬皮病肾危象的预后[12,21]。对于发生肺动脉高压的患者，可考虑用波生坦、安立生坦、西地那非、依前列醇注射液或其他前列腺素（曲前列环素，伊洛前列素）治疗，因为它们都被证明可以改善功能[7]。环磷酰胺，一种抗肿瘤剂，其疗效的临床试验结果是相互矛盾的。在一项比较环磷酰胺与安慰剂治疗硬皮病肺疾病患者的 RCT 中，使用环磷酰胺者适度降低呼吸困难和残疾，并改善了肺功能[22]。然而，一项纳入了 3 项 RCT 和 6 项队列研究的荟萃分析表明，环磷酰胺未显著改善肺功能[23]。因为这是一种潜在的毒性药物，使用者需密切监测。

表 46-3

系统性硬化症临床表现的治疗

临床表现	治疗
雷诺现象	硝苯地平、维拉帕米、氯沙坦、哌唑嗪、伊洛前列素、钙通道阻滞剂+他达拉非
肺动脉高压	波生坦、西地那非、依那普利、伊洛前列素
肺间质病变	环磷酰胺、泼尼松
肾危象	血管紧张素转换酶抑制剂、透析或肾移植
皮肤纤维化	甲氨蝶呤、环孢素、青霉胺
关节疼痛	对乙酰氨基酚和 NSAIDs
GERD	质子泵抑制剂、H$_2$ 拮抗剂、促胃肠动力药
瘙痒	抗组胺药、低剂量的外用皮质类固醇

GERD，胃食管反流病；NSAIDs，非甾体类抗炎药；H$_2$，2 型组胺受体。

经许可引自：Usatine RP，Diaz L. Scleroderma（progressive systemic sclerosis）. Ebell MH et al. database online. October 15，2009. John Wiley & Sons. Accessed March 18，2011.

风湿性多肌痛和颞动脉炎（巨细胞动脉炎）

风湿性多肌痛（polymyalgia rheumatic PMR）和颞动脉炎，又称为巨细胞动脉炎（giant cell arteritis GCA），是密切相关的临床综合征，通常影响老年人并经常一起出现。许多专家认为他们是同一基础疾病进程的不同阶段。PMR 较 GCA 更常见，是 GCA 的 2～3 倍。然而约 27%～53% GCA 患者也有 PMR，并且 18%～26% 的 PMR 患者也有 GCA[24]。PMR 可发生于 GCA 之后、同时或之前。炎症是两种疾病的标志。PMR 的特点是颈部和肩部和骨盆带的疼痛和晨僵，可导致残疾[25]。GCA 导致的炎症最常累及颞动脉，但身体其他部位的动脉也可累及[26]。尽管存在某些相似性，但 PMR 和 GCA 具有明显不同的症状，糖皮质激素治疗剂量和预后也不同。

PMR 和 GCA 的发病率在 50 岁后增多，70～80 岁达峰[25]。GCA 是老年人最常见的血管炎，如未及时诊断和治疗，可导致失明。同样，如不治疗，PMR 可导致病情加重和残疾。PMR 患者外周动脉疾病的风险也增加。这两种疾病的主要危险因素是年龄，均是女性比男性更常见。PMR 主要见于北欧人，一般对白人的影响比非裔美国人、西班牙人、亚洲人和土著美国人更为普遍[26]。PMR 发病率在美国是 5.9/10 000/年，总患病率在美国约 740/100 000；男性为 532 和女性为 925[27]。GCA 的发病率在 50 岁以上人群为 0.17/1 000/年，患病率为 2/1 000[28]。

虽然 PMR 和 GCA 的确切病因尚未确定，它们都被认为是由自身免疫性或炎症性功能障碍所致，涉及来自 T 细胞、抗原呈递细胞、巨噬细胞来源的炎症因子、遗传性人类白细胞抗原分子和巨噬细胞的类似的细胞免疫应答。病毒因素对于 PMR 和 GCA 一直被怀疑但不确定，一些研究表明，PMR 发病的周期性模式指向环境感染触发因素（例如，细小病毒 B19、肺炎支原体和肺炎衣原体）作为潜在原因[25,29]。颈内和颈外动脉分支是 GCA 患者最常见的受累部位，活检往往显示炎性改变，从而导致血管的狭窄或闭塞，病变远端的缺血[26]。全身性炎症是 PMR 最突出的特点，但血管的炎症临床上往往检测不到[26]。

案例 46-2

问题 1：D.C. 是一位 80 岁老年白人男性，因新发肩膀和上臂晨起疼痛和僵硬而就诊急诊科。他声称症状开始于 3 周前，并已发展到疼痛和运动范围受限致使他不能完成日常活动。D.C. 否认头痛或视力障碍，但主诉全身不适、乏力和厌食。他的既往病史有高脂血症、2 型糖尿病和高血压。过去 2 年里，他一直在服用目前药物，高脂血症、糖尿病和高血压控制良好。其目前药物包括辛伐他汀每日 40mg，二甲双胍每日 1 000mg 每日两次，赖诺普利/氢氯噻嗪每日 40/25mg 以及阿司匹林每日 81mg。针对肌肉力量下降的体格检查是阴性的。肩和上臂运动范围受限，伴有这些区域触诊时压痛。常规实验室检查均在正常范围内，除了 ESR 75mm/h。D.C. 被收入普通病房，诊断 PMR，并开始予泼尼松。该案例中出现的什么样的体征和症状可将 PMR 与 GCA 区分开呢？

没有确凿的实验室检测表明存在 PMR 或 GCA，而且临床特点的非特异性和体征的缺乏常使得诊断复杂化。正确诊断需要全面的病史和体格检查。区分这两种疾病极为重要，因为 GCA 可导致失明，故需要更高剂量的治疗药物。自然状态下，PMR 的典型起病是急性起病。然而，就像 D.C. 案例，大多数就诊患者描述他们的症状发生了 1 个月或更长的时间[26]。D.C. 也表现出 PMR 常见的主诉，包括疼痛和晨僵，发生在肩和上臂、臀部和大腿，或颈部和躯干。肩关节受累约占 95%。新发 GCA 往往表现为新的头痛或是不同于以往的头痛，持续 2 到 3 个月。GCA 中老年患者的乏力、厌食和体重减轻等症状常与头痛相伴[24]。D.C. 缺乏头痛进一步支持 PMR 的诊断。与这两种疾病相关的常见表现见表 46-4[26]。诊断 PMR 最有用的实验室检测是 ESR。GCA 患者通常 ESR 大于 40～50mm/h；大于 100mm/h 者常见。对未使用糖皮质激素的患者，ESR 正常对排除 GCA 很有帮助；然而，增高的 ESR（>100mm/h）对排除 GCA 的作用微乎其微[30]。出现 3 项或 3 项以上的下列标准即诊断 GCA 的敏感性 93% 和特异性 91%：发病年龄大于或等于 50 岁、新发头痛、颞动脉异常、ESR 大于或等于 50mm/h，或在颞动脉活检有异常发现[31]。BSR/BHPR 指南建议行颞动脉活检以诊断 GCA[32]。在表 46-4 中描述的阳性临床表现背景下的异常活检且 ESR 升高可强烈预测神经眼病的并发症。然而，如果存在强烈的临床怀疑，阴性活检结果并不排除 GCA 的诊断。

表 46-4

风湿性多肌痛和巨细胞动脉炎的常见表现

风湿性多肌痛	巨细胞动脉炎
年龄 ≥50 岁	年龄 ≥50 岁
ESR>50mm/h	ESR>50mm/h
贫血（轻度，正细胞正色素性）	贫血
发酸、疼痛和晨僵，累及肩和上臂、臀部和大腿，或颈部和躯干	头痛：颞部，当颞动脉受累时；或枕部，当枕动脉受累时
全身炎性症状	视觉症状或下颌间歇运动障碍
	发热、体重减轻、抑郁、乏力关节痛

ESR，红细胞沉降率。

经许可引自：Unwin B et al. Polymyalgia rheumatica and giant cell arteritis. *Am Fam Physician*. 2006；74：1547.

案例 46-2，问题 2：对 D.C. 作出 PMR 或 GCA 诊断之前，有哪些炎性疾病需要考虑和排除的呢？

其他炎症性或自身免疫性疾病，如纤维肌痛、他汀类药物导致的肌痛、骨关节炎，多发性肌炎和类风湿关节炎，在诊断 PMR 或 GCA 之前，应予以考虑和排除[26]。在 PMR 的

鉴别诊断中应包括甲状旁腺功能亢进症、帕金森病、甲状腺疾病、粘连性关节囊炎、假性痛风、颈椎病、SLE 或多发性骨髓瘤[24]。其他血管炎(韦格纳肉芽肿、结节性多动脉炎、显微镜下多血管炎)、大动脉炎、恶性肿瘤、带状疱疹和偏头痛(或其他头痛原因)应纳入 GCA 的鉴别诊断[33]。

> **案例 46-2,问题 3:** 对 D. C. 而言,PMR 的首选治疗方法是什么?解释这种方法与 GCA 治疗方法相比的差异。

由于具有抗炎作用,糖皮质激素被视为是 PMR 或 GCA 的一线治疗。早期视力丧失发生率高达 20%,一旦出现,极少有改善者。因此,如果怀疑 GCA,不应拖延至颞动脉活检结果出来才开始糖皮质激素治疗[24]。当 PMR 和 GCA 同时发生时,需要更高的皮质类固醇剂量(即用于治疗 GCA 的剂量)以防止显著的并发症。对于 PMR 的治疗,英国风湿病学会(BSR)和英国风湿病专业人士(BHPR)推荐标准初始治疗,口服泼尼松 15mg/d,持续 3 周,12.5mg/d,持续 3 周,以及 10mg/d,持续 4~6 周,然后每 4~8 周减 1mg[29]。另一种治疗方案包括每 3~4 周肌肉注射甲泼尼龙 120mg,每 2~3 个月减 20mg。开始使用低剂量泼尼松可以在数天内改善 D. C. 的 PMR 症状,但要获得最佳的疗效可能需要数周,并且大多数患者需预期接受 1~2 年的治疗。治疗应根据患者症状进行调整,并应监测炎症标志物。一旦获得急性缓解,应该尝试逐渐减量,以避免长期用药的不良事件(如骨质疏松症、下丘脑-垂体-肾上腺轴抑制)。逐渐减量应该个体化并根据症状反应。因为,由于症状复发,它可能需要数年。风湿性多肌痛活动量表,作为一种疾病活动评估,可用于监测、调整治疗以及患者反应[26]。

与 PMR 相反,简单的 GCA(无颞颌关节或舌部运动障碍、视力改变)的治疗应从大剂量泼尼松(40~60mg/d)开始[29]。复杂的 GCA(进行性视力丧失或黑矇史)应予以甲强龙 1g/d,连续 3 日,继之泼尼松龙口服 60mg/d。在治疗 4 周症状消失且 ESR/CRP 正常后,可以开始糖皮质激素的减量。建议泼尼松龙每 2 周减 10mg,直至达到 20mg;然后每 2~4 周减 2.5mg,直至达到 10mg;然后每 1~2 个月减少 1mg[29]。治疗 6 个月后大多患者将达到 7.5~10mg/d 的剂量,但复发常见,并通过重新开始糖皮质激素治疗或将剂量增加至先前的受益量来控制[25]。使用低剂量阿司匹林可降低颅内缺血性并发症的发生率。

常规不建议甲氨蝶呤作为 PMR 和 GCA 的辅助治疗,其缓解症状获益的证据充满争议[26]。然而,一项 RCT 显示在 GCA 患者中除泼尼松外,给予甲氨蝶呤 10mg,每周 1 次,结果泼尼松用量和复发率总体下降[35]。在 PMR 和 GCA 中,复发较常见,可重新予以糖皮质激素治疗;如已经接受糖皮质激素治疗者,将剂量增加至控制症状的先前水平。所有长期糖皮质激素治疗的患者,均应补充钙(1 200mg/d)和维生素 D(800IU/d)以预防骨质疏松症,并监测糖皮质激素治疗的其他并发症。有胃炎风险的患者应接受质子泵抑制剂的预防性保护。

接受治疗的 PMR 或 GCA 患者应密切监测疗效和疾病进展。建议第一次随访应在予糖皮质激素后 1~3 周进行[29]。之后应在 6 周以及 3 个月、6 个月、9 个月和 12 个月进行随访;如出现复发或不良事件时,根据需要进行随访。在每次就诊时,应评估患者特定症状的改善情况,常规血液检查应包括 ESR、CRP、CBC 和 CMP。接受长期糖皮质激素治疗的患者可以考虑每 2 年进行一次骨密度检查。专业指南建议每 2 年进行一次胸部 X 线检查,以评估 GCA 患者的主动脉瘤[29]。然而,对影像学研究的系统评价发现,胸部 X 线检查胸主动脉瘤/扩张的证据有限,因为胸部 X 线检测胸主动脉瘤可能敏感性不足[34]。

反应性关节炎

反应性关节炎被定义为泌尿生殖系统、胃肠道感染,或呼吸道感染后出现的外周关节炎,常伴有一个或更多的关节外表现。表 46-5 列出了与反应性关节炎发生相关的细菌病原体[36-39]。此外,它属于脊柱关节炎,与脊柱关节炎的其他类型有共同特征。Reiter 综合征以前用于描述这种情况,但反应性关节炎已成为首选术语。典型的"Reiter 三联征"包括关节炎、尿道炎和结膜炎[37]。关节炎的表现通常是大的单关节炎或下肢少关节炎和/或附着点炎。附着点是肌腱或韧带骨骼的部位[36]。通常情况下,炎性疾病会在感染后 1~6 周发生[37]。反应性关节炎的临床病程是多变的,通常是自限性病程 3~12 个月[36]。反应性关节炎的死亡率不高,多是心脏并发症如主动脉炎所致。症状出现后的 2 年,大约 10%~20% 的患者可有慢性、破坏性和致残性关节炎或附着点炎。10%~15% 的患者可进展为强直性脊柱炎[39]。

表 46-5

与反应性关节炎的发生相关的细菌病原体

胃肠道
肠炎沙门菌和鼠伤寒沙门菌
志贺菌
小肠结肠炎耶尔森菌和假结核
空肠弯曲杆菌
大肠杆菌
艰难梭菌
泌尿生殖系统
沙眼衣原体
淋球菌
呼吸系统
肺炎衣原体
A 组 β-溶血性链球菌

来源:Hill Gaston JS. Reactive arthritis and undifferentiated spondyloarthritis. In:Firestein G et al,eds. *Kelley's Textbook of Rheumatology*. 9th ed. Philadelphia,PA:Saunders Elsevier;2013:1221;Reactive arthritis. In DynaMed[Internet]. Ipswich(MA):EBSCO Information Services. 1995-[cited 2010 March 23]. http://www.dynamed.com. Registration and login required. Accessed July 8,2015;Hannu T. Reactive arthritis. *Best Pract Res Clin Rheumatol*. 2011;25:347;Selmi C,Gershwin ME. Diagnosis and classifcation of reactive arthritis. *Autoimmun Rev*. 2014;13:546.

反应性关节炎的年发病率是(9~27例)/(100 000 人·年)。急性衣原体感染患者会发生反应性关节炎。反应性关节炎可发生于任何年龄,最常发生在 20~40 岁之间的患者中。一般而言,泌尿生殖系感染(最常见的是性传播疾病)后,男性比女性更容易发生反应性关节炎。肠道感染后,男性和女性反应性关节炎的发病率相同[37]。

反应性关节炎是针对远程感染的一种无菌性炎症反应。反应性关节炎通常发生在基因易感者受感染后,已被确定为可能的危险因素。遗传可能在脊柱关节炎的发病机制中起作用;30%~50%患者的 HLA-B27 阳性,它可向 T 细胞呈递抗原肽。这些患者易患更严重和更长期的疾病[37]。HLA-B27 基因在高加索人群中的阳性率较高[39]。

症状通常发生在 1 到 3 周后,可隐匿或急性起病。患者通常主诉皮肤粘膜病变、关节僵硬、肌痛和休息后加重的腰痛。表 46-6 介绍了反应性关节炎的临床表现。它可表现为关节炎或出现眼、皮肤、泌尿生殖或心脏系统功能障碍。尿道炎、轻度排尿困难,尿道黏液脓性分泌物是男性中最常见的症状。女性可有排尿困难、阴道分泌物和脓性宫颈炎或阴道炎。关节炎通常是不对称的、累及下肢,并与出现"腊肠指(趾)"相关[36]。

表 46-6

反应性关节炎的临床表现

骨骼肌肉系统
关节炎,累及 1~4 个关节
附着点炎
关节外病变
皮肤表现
足掌和/或手掌溢脓性皮肤角化病
漩涡状龟头炎
眼部表现
黏膜溃疡
结膜炎
葡萄膜炎

来源:Hill Gaston JS. Reactive arthritis and undifferentiated spondyloarthritis. In: Firestein G et al,eds. *Kelley's Textbook of Rheumatology*. 9th ed. Philadelphia,PA: Saunders Elsevier; 2013:1221.

案例 46-3

问题 1: T. K. 是一名 37 岁男性,因低热 2 周至初级保健门诊就诊,伴左膝和右踝疼痛和僵硬、尿痛和双眼发红、怕光。他自诉近期无外伤。该患者自诉最后一次无保护的性行为发生于 3 周前。T. K. 否认胸痛、皮疹、光过敏、生殖器的病变,或尿道分泌物和尿血。左膝关节红肿和压痛,以及结膜炎征象,是体格检查唯一的发现。尿衣原体快速检测阳性。

他报告没有现患病和银屑病关节炎的家族史。

根据本案例表现的症状,哪些支持反应性关节炎的诊断?

T. K. 在沙眼衣原体感染后出现多种症状。他出现了下肢关节炎和结膜炎。尿道炎可以是反应性关节炎相关的症状,但在该病例中,还重叠有活动性衣原体感染的潜在症状。银屑病性关节炎属于脊柱关节炎范畴。如果 T. K. HLA-B27 基因阳性,银屑病性关节炎的家族史,可能是病情严重或慢性病程的危险因素。诊断无需基因检测[36,37]。

案例 46-3,问题 2:适合 T. K. 的初始治疗策略是什么?

经验性抗生素治疗没有减少反应性关节炎复发的风险,因此对无并发症的病例,不建议常规使用抗生素。就像 T. K. 案例,有活动性感染如尿液中衣原体或胃肠道感染粪便中的细菌者,应该接受治疗。有可能当出现关节炎时,胃肠道食源性疾病后便培养是阴性。那些沙眼衣原体感染者及其伴侣们应给予抗生素(阿奇霉素 1g 口服单剂量或多西环素 100mg,每日 2 次,共 7 日)[37,38]。关于引起反应性关节炎感染的适当抗生素治疗的更多信息,请参阅第十四分册(篇)感染性疾病。尽管一些研究报道了在 Chylmadia 相关反应性关节炎中延长联合使用抗生素取得成功[37,40],一项评估抗生素在反应性关节炎常规治疗中有效性的荟萃分析显示,他们没有诱导缓解,但由于研究的异质性,这个问题仍不确定[41]。97%增加的胃肠道副作用与抗生素的使用有关[41]。

口服 NSAIDs 可能有助于控制疼痛,但没有证据表明他们影响关节炎本身或缩短临床病程[37]。

案例 46-3,问题 3:3 周后,T. K. 诉他已无低热和尿痛,但膝痛缓解不明显。他诉说这限制了他的活动。还可以考虑哪些其他治疗?

因为 T. K. 仍有左膝疼痛,可考虑关节腔内注射糖皮质激素或如果受累关节较多,可口服糖皮质激素。关节腔内注射糖皮质激素不像类风湿关节炎那样具有戏剧性或持续的反应。然而,它们可能有助于治疗疼痛和肿胀。对于那些反应性关节炎持续存在的患者,改善疾病的抗风湿药如柳氮磺胺吡啶具有良好的耐受性,并且剂量为 1g,每日 2 或 3 次可能有效。如果患者反复发作反应性关节炎或 HLA-B27 阳性,可考虑在尽早开始 DMARDs 治疗[36]。如果确定初始感染被清除,侵袭性和持续的反应性关节炎可加用免疫抑制剂治疗。在严重病例中,通过之前治疗未获得足够缓解的患者,可考虑使用抗肿瘤坏死因子(TNF)-α 治疗。但证据有限,主要通过个案报告在文献中进行讨论。物理治疗方式是治疗的一个组成部分,可以提高活动能力和力量,并在必要时防止僵硬和畸形[36-38]。

多发性肌炎和皮肌炎

多发性肌炎(polymyositis,PM)和皮肌炎(dermatomyo-

sitis,DM）是特发性自身免疫性和炎症性疾病,其病因不明,同时累及多组骨骼肌。PM 和 DM 的特点是存在炎性肌病。此外,DM 有特定的皮肤表现,而 PM 没有[42,43]。皮肌炎还与恶性肿瘤风险增高相关。40 岁以上患者中现有恶性肿瘤或其后出现者占 15%[44]。治疗的目的是减少潜在并发症如呼吸衰竭、肾衰竭和心肌病的风险。部分患者(DM 中约占 11%~40%)亦符合其他结缔组织病的诊断标准。这种重叠综合征被认为在男性中较女性更常见(9:1)。肌炎患者更多,报道在 11%~40%,有另一种结缔组织病(如硬皮病、SLE、类风湿关节炎和结节病)[45]。

多发性肌炎通常发生于 50~60 岁,儿童罕见。皮肌炎呈双峰分布,影响 45~65 岁成人,以及 5~15 岁的儿童。非洲裔美国人患这些疾病的风险增加,女性和男性(2:1)均可累及[45]。对于皮肌炎而言,在美国的患病率为 5.8 例/100 000人。在英国,据报告儿童患病率为 3.2 例/1 000 000 人。多发性肌炎在美国的患病率为 9.7 例/100 000 人,但值得注意的是,多发性肌炎由于症状与其他肌病重叠而导致诊断更加困难[46]。估测特发性炎性肌病的患病率为 50~100例/1 000 000[42]。

其病因均不明,两者都被认为是在基因易感个体中,有环境因素(自身免疫或病毒)触发免疫介导过程的参与。皮肌炎被认为是补体介导的微血管病变,引起炎性浸润,从而导致缺血现象。在多发性肌炎患者中,肌纤维可能被细胞毒性 CD8 T 淋巴细胞损害。作为致病因素的病原体包括柯萨奇病毒、流感病毒、逆转录病毒,巨细胞病毒和 EB 病毒。病毒抗体被发现存在于高达 60% 的患者中。基因特异性 HLA 亚型表达(白人中的 HLA DRB1-03 和韩国人中的 HLA DRB1-14)使得来自特定种族中的个体的风险增加[74]。暴露于紫外线辐射也会增加患皮肌炎的风险[45]。

多发性肌炎和皮肌炎的起病均为隐匿性的,患者最初的主诉是躯干、肩、髋部、上臂、大腿、颈部和咽部肌肉无力。这些患者通常诉说需要使用近端肌肉的日常活动的困难增加,如从椅子上站起、爬楼梯、迈过路边、搬重物和梳头。经常跌倒、疲劳、不适、体重下降,呼吸急促和低热也经常出现。PM 和 DM 的分类可以通过评估是否存在某些特征性表现来完成。与更多的皮肌炎相比,多发性肌炎很少影响儿童。特别地,它们主要通过皮肌炎的皮肤变化和钙质沉着而区分开。表 46-7 中描述了在 DM 中看到的特殊表现[47]。目前,没有多发性肌炎和皮肌炎诊断标准已经明确地定义和验证。在其他情况(如人类免疫缺陷病毒感染、扁平苔藓、系统性红斑狼疮、银屑病,或药物性因素)被考虑和排除之后,可经普遍接受的标准确定诊断,该标准包括存在近端肌无力、血清骨骼肌酶的浓度升高(如肌酸激酶、乳酸脱氢酶)、肌电图示肌源性改变、肌肉活检提示炎症证据,和皮疹(仅针对皮肌炎)[45,47,48]。

表 46-7

皮肌炎的皮肤表现

DM 特征性皮肤病变
1. Gottron 丘疹:指间和或掌指关节伸侧紫罗兰色丘疹。当完全成形时,这些丘疹在中心处变得略微凹陷,可呈现白色的、异质的外观。常伴有毛细血管扩张症
2. Gottron 征象:指间/掌指关节、鹰嘴、髌骨和内侧踝关节背侧对称性有或无水肿的紫罗兰色红斑

DM 特异性皮肤病变
1. 眶周紫罗兰(向阳疹)色红斑,伴或不伴眼睑和眶周组织水肿
2. 可见明显的甲周毛细血管扩张,伴或不伴角质层营养不良
3. 手和手指及前臂伸侧(可以延伸至伸肌腱鞘)对称性紫罗兰色皮疹,三角肌、肩部和颈部紫罗兰色皮疹(披肩征),颈前和上胸部 V 区,中央为面部和前额的紫罗兰色皮疹

DM 可见的皮肤病变
1. 血管萎缩性皮肤异色病(异色性皮肌炎)局限性紫红斑伴毛细血管扩张、色素减退,色素沉着和浅表性萎缩,最常见于后肩、背部、臀部以及颈前和胸部 V 区
2. 皮肤钙质沉着症

经许可引自:Iaccarino L et al. The clinical features,diagnosis and classifcation of dermatomyositis. *J Autoimmun.* 2014;48:122-127.

案例 46-4

问题 1:J. A. 是一名 45 岁白人女性,有多发性肌炎病史。她于 1 年前确诊,并予大剂量泼尼松口服 3 个月,并开始尝试减量泼尼松至最低有效剂量。从那时起,J. A. 已不能完全停用糖皮质激素而无肌无力的复发,这已影响她的日常活动能力。在过去的 3 个月,其症状进展,以至于她重新回到其最初的大剂量泼尼松方案以期获得充分的缓解。至此,在这一点上 J. A. 和他的初级保健医生正考虑症状控制的替代方案。什么样的一个合理药物治疗选择可以提供给 J. A. 缓解症状?

治疗的初期和长期目标是改善肌肉无力,从而提高日常活动能力。多发性肌炎和皮肌炎两者的病程在严重性方面是变化的,可从轻度到更严重的进展性疾病。轻型患者通常对治疗有一个快速反应,而那些更严重或缓慢进展型的患者更可能对治疗无反应;这是一个预后不良的标志。就像 J. A. 案例表明地,初始治疗予大剂量糖皮质激素(如 1mg/kg),然后根据治疗反应,缓慢减量。该方法可包括在减量期间切换到隔日给药或每 2 周减少 10% 的剂量[45-49]。在重症病例中,首选甲泼尼龙静脉输注治疗 3~5 日,剂量为 1 000mg。对大剂量糖皮质激素早期即有反应的患者,通常将来对糖皮质激素减量的替代药物(如甲氨蝶呤、硫唑嘌呤)的反应更好。J. A. 对糖皮质激素治疗无效提示需进一

步排查其他可能的疾病包括肌营养不良、甲状腺功能减退症，或恶性肿瘤相关性肌病。如这些排查无肯定性的结果，如果单用糖皮质激素病情不能控制、病情进展迅速或出现肌肉外受累，可予以 J. A. 甲氨蝶呤、硫唑嘌呤、霉酚酸酯或环孢素作为推荐的免疫抑制剂和激素减量剂。如果并发肺间质疾病，可予以环磷酰胺或他克莫司。如果患者对糖皮质激素反应不充分，可予以静脉丙种球蛋白 2～5 日[42,45,49]。正在进行的试验将评估其他免疫调节疗法的潜在用途。

案例 46-4，问题 2： 可以给 J. A. 提供什么样的预防保健措施，以增强她的药物治疗方案？

辅助治疗，如卧床休息、理疗、温水浴和受累区域湿热敷，可以改善肌肉僵硬。如果出现口腔黏膜损害，给予温盐水溶液冲洗病变部位是有益的。对所有患者的预防保健措施包括应用防晒霜、预防骨质疏松症、尽量减少食管运动障碍患者的误吸风险，以及对肌肉无力患者进行物理治疗或定制运动[45]。虽然之前一直担心会进一步损伤肌肉，但适当的运动包括被动运动、有氧运动和阻力运动已经显示出有益效果[44]。接受致畸免疫抑制剂治疗的女性患者应适时讨论避孕措施。

（颜淑敏　译，满斯亮　校，伍沪生　审）

参考文献

1. Alarcon GS. Unclassified or undifferentiated connective tissue disease. In: Koopman WJ et al, eds. *Clinical Primer of Rheumatology*. Philadelphia, PA: Lippincott Williams & Wilkins; 2003:213.

2. Mosca M et al. The diagnosis and classification of undifferentiated connective tissue diseases. *J Autoimmun*. 2014;48:50–52.

3. Hinchcliff M, Varga J. Systemic sclerosis/scleroderma: a treatable multisystem disease. *Am Fam Physician*. 2008;78:961.

4. Mayes MD et al. Prevalence, incidence, survival, and disease characteristics of systemic sclerosis in a large US population. *Arthritis Rheum*. 2003;48:2246.

5. Medsger TA Jr. Systemic sclerosis and Raynaud syndrome. In: Koopman WJ et al, eds. *Clinical Primer of Rheumatology*. Philadelphia, PA: Lippincott Williams & Wilkins; 2003:171.

6. Laing TJ et al. Racial differences in scleroderma among women in Michigan. *Arthritis Rheum*. 1997;40:734.

7. Systemic sclerosis. In *DynaMed* [Internet]. Ipswich (MA): EBSCO Information Services. 1995—[cited August 17, 2015]. http://www.dynamed.com. Registration and login required. Accessed August 17, 2015.

8. Chaudhary P et al. Cigarette smoking is not a risk factor for systemic sclerosis. *Arthritis Rheum*. 2011;63:3089.

9. Tan EM et al. Range of antinuclear antibodies in "healthy" individuals. *Arthritis Rheum*. 1997;40:1601.

10. Van den Hoogen et al. 2013 classification criteria for systemic sclerosis: an American college of rheumatology/European league against rheumatism collaborative initiative. *Ann Rheum Dis*. 2013;72:1747.

11. Zulian F et al. The pediatric Rheumatology European Society/american College of Rheumatology/European League against Rheumatism provisional classification criteria for juvenile systemic sclerosis. *Arthritis Rheum*. 2007;57:203.

12. Kowal-Bielecka O et al. EULAR recommendations for the treatment of systemic sclerosis: a report from the EULAR Scleroderma Trials and Research group (EUSTAR). *Ann Rheum Dis*. 2009;68:620.

13. Usatine RP, Diaz L. *Scleroderma (progressive systemic sclerosis)*. Barry HC, Smith M, Lind-bloom E, eds. http://www.essentialevidenceplus.com. Accessed August18, 2015.

14. Thompson AE, Pope JE. Calcium channel blockers for primary Raynaud's phenomenon: a meta-analysis. *Rheumatology (Oxford)*. 2005;44:145.

15. Pope J et al. Prazosin for Raynaud's phenomenon in progressive systemic sclerosis. *Cochrane Database Syst Rev*. 2000;(2):CD000956.

16. Dziadzio M et al. Losartan therapy for Raynaud's phenomenon and scleroderma: clinical and biochemical findings in a fifteen-week, randomized, parallel-group, controlled trial. *Arthritis Rheum*. 1999;42:2646.

17. Schiopu E et al. Randomized placeb-controlled crossover trial of tadalafil in Raynaud's phenomenon secondary to systemic sclerosis. *J Rheumatol*. 2009;36:2264.

18. Shenoy PD et al. Efficacy of tadalafil in secondary Raynaud's phenomenon resistant to vasodilatory therapy: a double-blind randomized cross-over trial. *Rheumatology (Oxford)*. 2010;49:2420.

19. Korn JH et al. Digital ulcers in systemic sclerosis: prevention by treatment with bosentan, an oral endothelin receptor antagonist. *Arthritis Rheum*. 2004;50:3985.

20. Abou-Raya A et al. Statins: potentially useful in therapy of systemic sclerosis-related Raynaud's phenomenon and digital ulcers. *J Rheumatol*. 2008;35:1801.

21. Denton CP et al. Renal complications and scleroderma renal crisis. *Rheumatology (Oxford)*. 2009;48(Suppl 3):iii32.

22. Tashkin DP et al. Cyclophosphamide versus placebo in scleroderma lung disease. *N Engl J Med*. 2006;354:2655.

23. Nannini C et al. Effects of cyclophosphamide on pulmonary function in patients with scleroderma and interstitial lung disease: a systematic review and meta-analysis of randomized controlled trials and observational prospective cohort studies [published correction appears in Arthritis Res Ther. 2009;11:408]. *Arthritis Res Ther*. 2008;10:R124.

24. Caylor TL et al. Recognition and management of polymyalgia rheumatica and giant cell arteritis. *Am Fam Physician*. 2013;88:676.

25. Salvarani C et al. Polymyalgia rheumatica and giant-cell arteritis. *N Engl J Med*. 2002;347:261.

26. Unwin B et al. Polymyalgia rheumatica and giant cell arteritis. *Am Fam Physician*. 2006;74:1547.

27. Lawrence RC et al. Estimates of the prevalence of arthritis and other rheumatic conditions in the United States. Part II. *Arthritis Rheum*. 2008;58:26.

28. Salvarani C et al. The incidence of giant cell arteritis in Olmsted County, Minnesota: apparent fluctuations in a cyclic pattern. *Ann Intern Med*. 1995;123:192.

29. Dasgupta B et al. BSR and BHPR guidelines for the management of polymyalgia rheumatica. *Rheumatology (Oxford)*. 2010;49:186.

30. Smetana GW, Shmerling RH. Does this patient have temporal arteritis? *JAMA*. 2002;287:92.

31. Hunder GG et al. The American College of Rheumatology 1990 criteria for the classification of giant cell arteritis. *Arthritis Rheum*. 1990;33:1122.

32. Dasgupta B et al. Management guidelines and outcome measures in polymyalgia rheumatica (PMR). *Clin Exp Rheumatol*. 2007;25(6 Suppl 47):130.

33. Giant cell arteritis (including temporal arteritis). In *DynaMed* [Internet]. Ipswich (MA): EBSCO Information Services. 1995—[cited August 17, 2015]. http://www.dynamed.com. Registration and login required. Accessed August 17, 2015.

34. Jover JA et al. Combined treatment of giant-cell arteritis with methotrexate and prednisone. a randomized, double-blind, placebo-controlled trial. *Ann Intern Med*. 2001;134:106.

35. Mackie SL et al. Should I send my patient with previous giant cell arteritis for imaging of the thoracic aorta? A systematic literature review and meta-analysis. *Ann Rheum Dis*. 2014;73:143.

36. Hill Gaston J.S. Reactive arthritis and undifferentiated spondyloarthritis. In: Firestein G et al, eds. *Kelley's Textbook of Rheumatology*. 9th ed. Philadelphia, PA: Saunders Elsevier; 2013:1221.

37. Reactive arthritis. In *DynaMed* [Internet]. Ipswich (MA): EBSCO Information Services. 1995—[cited March 23, 2010]. http://www.dynamed.com. Registration and login required. Accessed July 8, 2015.

38. Hannu T. Reactive arthritis. *Best Pract Res Clin Rheumatol*. 2011;25:347.

39. Selmi C, Gershwin ME. Diagnosis and classification of reactive arthritis. *Autoimmun Rev*. 2014;13:546.

40. Zeidler H, Hudson A. New insights into Chlamydia and arthritis. Promise of a cure? *Ann Rheum Dis*. 2014;73:637.

41. Barber C et al. Antibiotics for treatment of reactive arthritis: a systemic review and meta-analysis. *J Rheumatol*. 2013;40:916.

42. Idiopathic inflammatory myopathy. In *DynaMed* [Internet]. Ipswich (MA): EBSCO Information Services. 1995—[cited March 23, 2010]. http://www.dynamed.com. Registration and login required. Accessed July 8, 2015.

43. Dermatomyositis. In *DynaMed* [Internet]. Ipswich (MA): EBSCO Information Services. 1995—[cited March 23, 2010]. http://www.dynamed.com. Registration and login required. Accessed July 8, 2015.

44. Findlay A et al. An overview of polymyositis and dermatomyositis. *Muscle Nerve*. 2015;51:638.

45. Nagaraju K, Lundberg I. Inflammatory disease of muscle and other myopathies. In: Firestein G et al, eds. *Kelley's Textbook of Rheumatology*. 9th ed. Philadelphia, PA: Saunders Elsevier; 2013:1404.

46. Carsten P, Schmidt J. Diagnosis, pathogenesis and treat of mysositis: recent advances. *Clin Exp Immunol*. 2014:175:425.

47. Iaccarino L et al. The clinical features, diagnosis and classification of dermatomyositis. *J Autoimmun*. 2014;48:122.

48. Milisenda JC et al. The diagnosis and classification of Polymyositis. *J Autoimmun*. 2014;48:118.

49. Dalakas M. Inflammatory muscle diseases. *N Engl J Med*. 2015;372:1734.

药物索引

A

阿巴西普　21,36,40,41,42
阿达木单抗　21,33,34,41,42
阿那白滞素　21,57
阿片类　9
阿奇霉素　69
阿司匹林　28

B

别嘌醇　58,61
丙磺舒　32,60
波生坦　66
布洛芬　29,40,57

C

促尿酸排泄药　60

D

度洛西汀　10
对乙酰氨基酚　6
多西环素　69

F

非布司他　59
非诺贝特　61
非甾体抗炎药　7,19,26,55,66

G

钙通道阻滞剂　60
戈利木单抗　33,34

H

环丙沙星　32
环磷酰胺　66,71
黄嘌呤氧化酶抑制剂　58

J

甲氨蝶呤　14,32,40,66,68,70
甲泼尼龙　70
甲氧苄啶　32

K

卡那津单抗　41,42
抗高血压药　60
抗坏血酸　60
考来烯胺　32

L

拉布立酶　60
辣椒碱　7
来氟米特　32,43
雷尼替丁　8
利妥昔单抗　21,36,37,40
列洛昔普　42
硫唑嘌呤　70
柳氮磺吡啶　30,32,43
氯沙坦　60,66

N

萘普生　29,40
尿酸酶　60

P

哌唑嗪　66
培戈洛酶　60
泼尼松　41,70

Q

羟氯喹　32,43
青霉素　32
秋水仙碱　53,55,58,61
巯嘌呤　36
曲马多　9

S

塞来昔布　29,40
赛妥珠单抗　34
舒林酸　29
双氯芬酸　7,30
水杨酸盐　32

T

糖皮质激素　22,40,41,54,57,68
托珠单抗　22,37,42

W

维生素 C　60

X

硝苯地平　66

Y

叶酸　31,43
依那西普　21,34,35,41,42
乙酰氨基酚　29
吲哚美辛　29
英夫利昔单抗　21,34,35

Z

镇痛药　57

Gottron 丘疹　70
Gottron 征象　70

D

多发性肌炎　69

F

反应性关节炎　68
风湿性多肌痛　67

G

肝功能测试　29
高尿酸血症　58
骨关节炎　3

J

急性痛风　54
假性痛风　51
降尿酸治疗　54
结缔组织病　64
局限性硬皮病　65
巨细胞动脉炎　67

L

雷诺综合征　65
类风湿关节炎　15

M

慢性痛风　58

N

颞动脉炎　67

P

皮肌炎　69

Q

气短　32

S

膳食补充剂　11
肾功能不全　50

T

痛风　48,49
痛风石　49
痛风足　49

W

无症状高尿酸血症　61

X

系统性硬化症　64,65
血尿酸　49

Y

药物相关高尿酸血症　58
幼年特发性关节炎　38

55检